「死にたい」の根っこには自己否定感がありました。

――妻と夫、この世界を生きてゆく

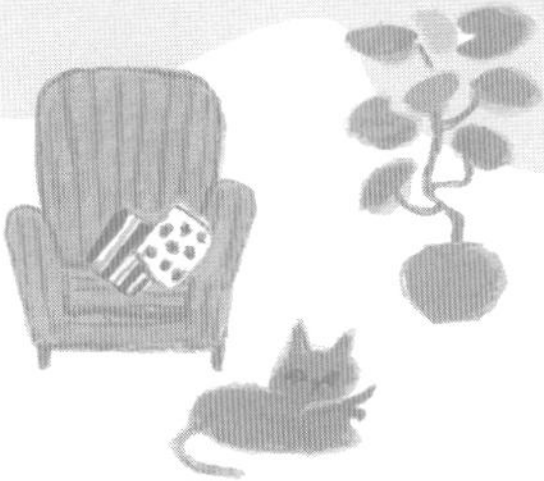

咲セリ・咲生和臣
Saki Seri　Sakyu Kazutomi

ミネルヴァ書房

はじめに

「私なんて、生きていていいのかな――」
私は、いつも、そんなことを考えながら、生きてきました。

自分を好きになれず、人から好かれる自信もない。
子どもの頃、家庭内で精神的虐待を受けたことで、自分を世界一のできそこないだと思い続けました。

外見を気にして、摂食障害に陥ったり、
自傷や自殺未遂を繰り返したり、
性に依存し、場当たり的なセックスを繰り返したり……。

気がつけば、私には、心の病気の名前がいくつもつきました。

強迫性障害。

不安障害。

双極性障害。

そして、境界性パーソナリティ障害。

メンタルクリニックをめぐっても、「手に負えない」と言われたこともありました。


ですが、今ならわかります。

私は、ただ、愛されたかっただけだったのだと。

否定され続けた自分を、肯定してあげたかったのだと。

それがこじれて、病気になってしまっただけだったのです。


そんな私は、あることがきっかけで自己否定感の悪魔とさよならすることができました。

やがて、NHKの番組で自身の病気をカミングアウトしたり、講演活動や執筆活動を重ねているうちに、同じような痛みを抱える方々から相談を受けることが増えました。

その数、およそ一〇〇〇件以上。

そのうち半分が、当事者で、残り半分が、そばで見守っている人たちでした。

その時、気づいたのです。

当事者の方は、勿論苦しんでいる。

だけど、それと同じかそれ以上に、パートナーや家族、友人、知人も、心を痛め、この苦しみから抜け出したいと必死になっていることを。


この本は、自己否定感や、愛情飢餓感にとらわれ、生きることが苦しくなってしまった人と、その周りで、何とかしてあげたいと悩み、抜け道が見つからない人にあてて書いた、私と、痛みを抱え続けていた夫からのメッセージブックです。

当事者には、苦しんでいた私が、

- 何が問題だったのか
- どうすれば克服できるのか
- その後、何を気をつけているか

を伝え、
周りの人には、私を20年近く支えてくれた夫が、

- 何が支えるうえでの苦しみとなったのか
- どうすれば克服の手助けができるのか
- 自分自身のケアをどうするか

を本音で語れればと思います。


心のねじれは、必ず変わっていけます。

今、死ぬほど苦しくても、それは、しあわせになるための「途中」にいるだけなのだと信じてほしいのです。

そして、今日1日。

生きている自分を、褒めてあげてもらえたら嬉しいです。

この本を手に取った時点で、あなたの回復ははじまっています。

本当は、自分を否定したくない。

自分を、めいっぱい愛したい。

そんなふうに、しあわせになりたいから、手を伸ばしてくれたのですから——。


そして、本人を支える方々も、この絶望的な暗闇は、いつか晴れます。

その時、これまで、自身が身を削って寄り添ってきたことが無駄ではなかったのだと、救われる日がきます。

「なにげないしあわせ」という、本人も周りの人も、ずっと手に入れたかったものが、その時、当たり前のように、その手の中に掴むことができるのです。


雨上がりの空が、いつものそれよりも、比べ物にならないほど美しいように。

心も、同じく、それまでの苦しみがあったからこそ、澄み渡る——。

そう信じて、この本を、あなたに贈ります。

もくじ

第2章　夫・咲生和臣の視点

第3章　【夫婦対談】自己否定からくる心の病を共に生きて

第4章　夫へのQ&A

Contents

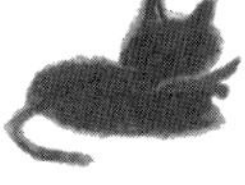

第1章　妻・咲セリという症例

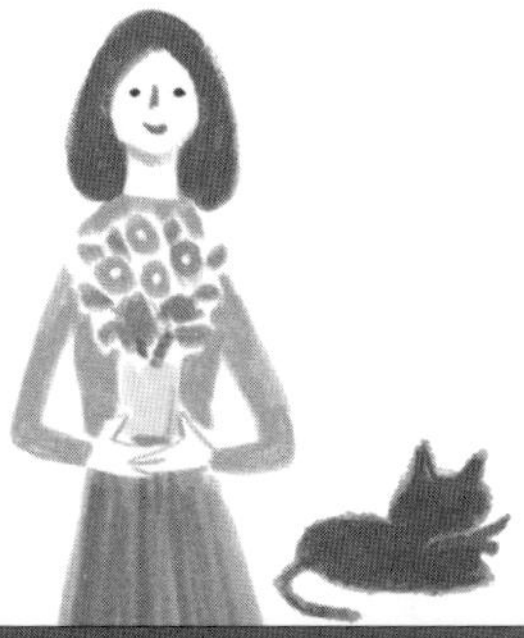

パートナーへの暴力

「俺と、結婚してください」

分不相応なダイヤの指輪を手渡され、受け取ってから1年。5歳年上のパートナーと同棲生活をはじめたのは、私が23歳の時だった。

2階建ての白い三角屋根がかわいいハイツ。小さなベランダへの窓を開けると細い川が望め、その向こうには常緑樹に囲まれた公園がある。買い物帰りの主婦たちがおしゃべりに興じ、いつも子どもたちや小型犬のはしゃぐ声が聞こえていた。

夢にまで見ていた、しあわせな生活のはじまり――のはずだった。

だけど次第に、たった1か月足らずで、その歯車は狂いはじめた。

私の心が、突然の土砂崩れのようになだれていったのだ。

当時、私たちは、お互いアルバイト生活を送っていた。私はビールの試飲販売の日雇いバイト。彼は、映像カメラマン。

日雇いである私は、毎日仕事があるわけではない。休みの時は、家の掃除をしたり、少し凝った料理を作ったり、新妻気分で彼の帰りを心待ちにしていた。

ところが、いつからだったのだろう。

ふとした瞬間、「それ」は訪れるようになった。

心臓を内側からえぐり取られるような、有痛性の不安。

「彼の帰りが遅い」とか――

「帰ってきた彼が、私のいない場所で起こった出来事を楽しそうに話した」とか――

ただそれだけのことのはずなのに、そのたび、どろどろとした動揺が私の心を襲った。

「この人には、私よりも、似合う人がいるんじゃないか」

「私と一緒にいるより、しあわせな世界があるんじゃないか」

もしかしたら、これくらいの不安は、誰でも一度は考えたことがあるのかもしれない。

だけど、私の場合、それが浮かんだら最後、その想像を「あー、いやな想像しちゃった」と打ち消せず、「ゆるぎない事実」だと思い込む。そして、考えは一気に飛躍するのだ。

「きっと、この人も、私のことなんていらなくなる」

「私は、また、捨てられる」

根拠のないネガティブな確信が、暴走する。

最初は、ひとり、悶々と悩んでいた。だけど、そうしているうちに追い詰められた私は、理解不能な行動に出た。

今まで撮った二人の写真や手紙をびりびりに引き裂いて、部屋中にまき散らしたのだ。

その光景を目にした彼は、当然戸惑う。そして、悲しそうな顔で「なんでこんなことをしたの？」と聞いた。

うつろな目で私は涙を落とし、首を振る。私にもわからない。大切な宝物だったはずなのに、ほかに救われる方法がないかのように、死に物狂いで破いたことだけは覚えている。

彼はため息を吐くと、散り散りになった写真を、手紙を、目を赤くしながら一枚一枚拾っていった。時折、鼻をすする音が聞こえる。

その姿を見ているうちに、なぜだろう、私は、深く安堵したのだ。

「彼が悲しんでいる。私はちゃんと彼に愛されている……」

彼の笑顔ではなく、傷ついた顔を見るほどに、満足した。

そして、しばらく安定した日が続く。でもほとぼりがさめると、今度はカーテンやソファといった家中の布類を、カッターナイフでズタズタに切り裂いた。

それでも、思っていたより彼の反応が薄いと、今度は自分の手首を切った。血のにじんだ大量のティッシュペーパーとともに、力尽きてリビングに倒れこむ。

彼が家に帰るたび、いつも何かが起こっていた。

破壊行為や自傷に至る時には、私なりに理由があった。たとえば、「彼がメールの返事をくれなくて、私のことはどうでもいいんだと自棄になった」など。

だけど、言葉にされなければ、彼はわかるはずがない。

彼は、戸惑い、そのたび、私に理由を聞いた。

だけど、私は答えられない。

「あなたが、私のことを好きか不安なの」

ただそれだけの言葉を、どうしても言うことができなかった。

同棲をするまでは気づかなかったけれど、私は、見捨てられることへの不安が異常に激しい人間だった。

彼がなにげなくため息を吐いただけで、責められていると感じ、嫌われたと怯える。常日頃から感情のふり幅が激しく、さっきまで笑っていたかと思ったら、5秒後には、いきなり不安になって泣いたり、激しく怒り出す。心のブレーキが利かないのだ。

彼は私の奇行に日々困惑した。

さらに私は、セックスに異常なまでに固執した。

かつて私は援助交際や風俗勤めをしていたこともあり、「男性とは、いつでもセックスをしたい生き物」と思い込んでいた。そんな私にとって、「セックスをしない」は「愛していない」と同義だったのだ。

けれど、相手が毎日応えられるとは限らない。

私は、毎晩、必死で彼を抱きしめた。そうすることしか、思いつかなかった。女であること――それ以外で求められた記憶のない私には、彼をつなぎとめるすべがほかになかった。

彼は戸惑って、それでも応えようとして、やがて疲れた。

「何もできなくても、ありのままのセリが好きなのに、どうしてわかってくれないの?」

嘘だと思った。何もできない人間が、愛してもらえるわけがない。

「今日は、もう寝よう」と諭されるたび、私は烈火のごとく怒り出した。

自分の背丈ほどある観葉植物を掴みあげ、植木鉢で殴り掛かる。

「もう私なんて、捨てればいい!」

と、叫んでは暴れ、「そんなことできない」と彼が言えば、

「捨てられないなら、殺せ！」

と、彼に植木鉢を叩き付けた。

本心では、「愛している」「捨てないで」と言いたかった。だけど、実際には、真逆に攻撃してしまう。

彼は力の限り、私を止める。非力な私はすぐに押さえつけられるのだが、その後も、「殺せ、殺せー」と泣きわめく。

やがて、彼もがまんの限界が来て、「なんでわかってくれないんだ！」とどなりつける。

壁の薄いハイツで、真夜中、半狂乱になって言い争う声が響いた。

疲れ切った私が寝付いた頃、土だらけになった部屋を、彼はひとり片付けた。

「しあわせになりたい」

ずっとずっと昔から願っていたことだった。

だけど、いざ、目の前にしあわせがやってくると、私は、それを未知の生命体のように恐れた。

愛されたいけど、愛を試さずにはいられない。

しあわせになりたいけど、しあわせを壊さずにはいられない。

正反対の感情を併せ持ったその背景には、私の底なしの自己否定感と愛情飢餓感があった。

克服のメソッド（1）何でも書いていいノート

ついカッとなって暴言を吐いてしまう、暴れてしまう、自傷をしてしまう――そんな相談をよく受ける。

私も、長い間、同じような抑えきれない衝動に苦しんでいた。

これがあると、人と付き合うのはとても困難だし、社会生活もままならない。何より、自分自身が自分の心に振り回されて、毎日が、生きているだけで命を削られているようだった。

そんな時、カウンセラーから教わった、あるノートがある。

「何でも書いていいノート」だ。

といっても、特別なノートじゃない。大学ノートでも自由帳でも何でもいい。

使い方は簡単。自分が、カッとなったり、死にたいと思ったり、とにかく衝動を抑えきれないと思った時に、このノートに思いをぶちまけるのだ。

ノートは誰に見せる必要もない。

だから、「死ね」でも「死にたい」でも、およそ人には聞かせられないような罵詈雑言を、思い切り汚い言葉で罵ってしまっていい。
私なんかは、こんなふうに書いている。

くるしい
しにたい
くるしい
しにたい
なんで、こんなにどうしようもない
こんなにくるしいのに、
どうして一人で泣かなきゃいけないのか

私の場合は、絵を描くこともあった。
真っ赤なペンで描いた、自分。
それをザクザク切るようにペンを走らせ、ぐちゃぐちゃに塗りつぶした。
きっと、ノートの上での自傷行為だったのだと思う。

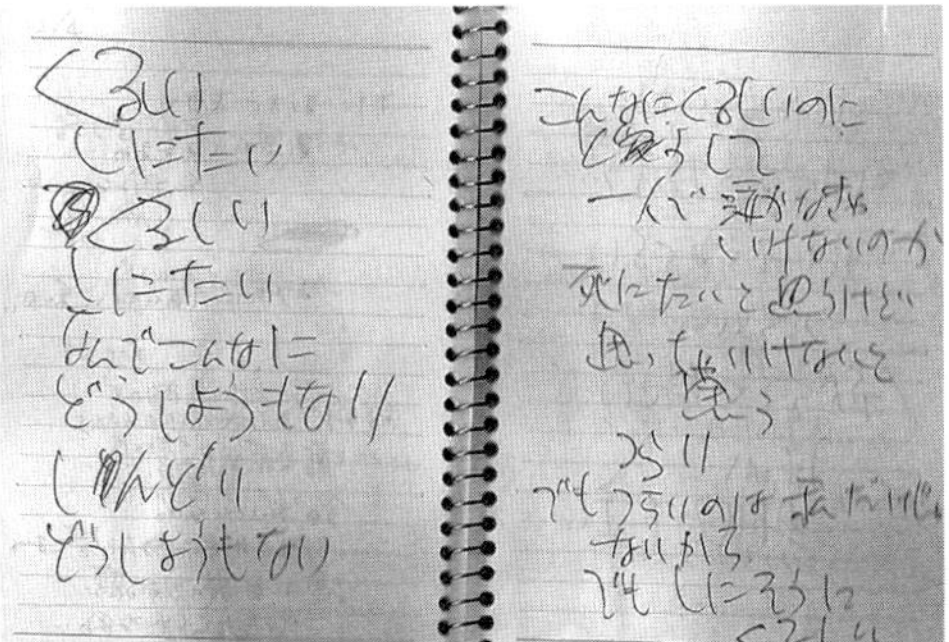

不思議なもので、ノートに汚いものすべてを吐き出しきってしまうと、やがて心は落ち着いてくる。

すると、優しい言葉も出てくるのだ。

私の1冊目のノートの最後のページには、こう書かれている。

私も、大切にしなきゃ
私を、なでなでしてあげなきゃ
私は、かなしかった
私は、かなしかったんだ

パニックを起こしそうになるたび、まずはペンをとる。

そうすることで、感情を自分の中で昇華できるという、苦しみはじめて最初に試したセルフケアのひとつだった。

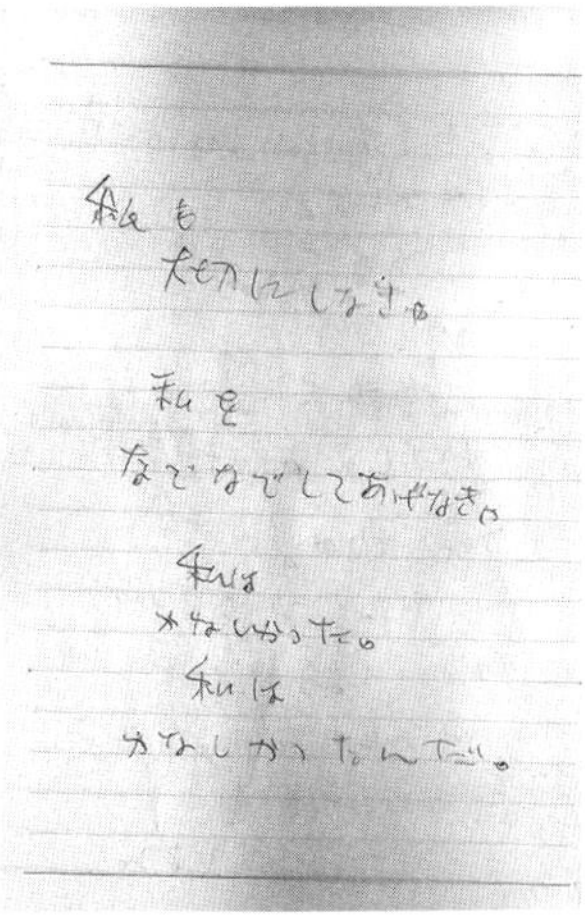
私も
大切にしなきゃ。
私を
なでなでしてあげなきゃ。
私は
かなしかった。
私は
かなしかったんだ。

ネガティブも吐き出せば、昇華される

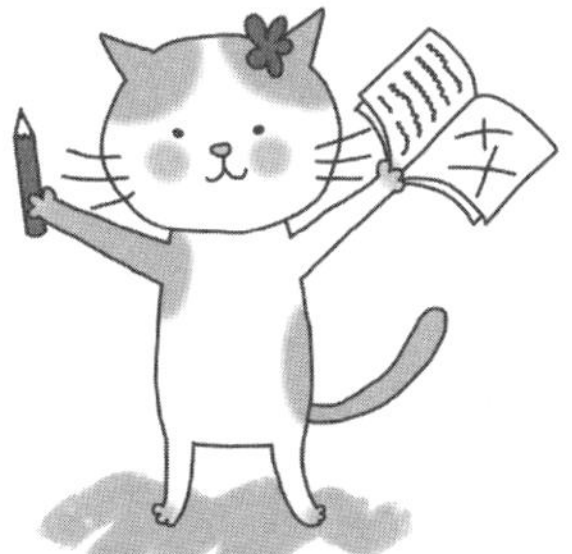

精神的虐待の中で過ごした幼少期・思春期

異常なまでの自己否定感の多くは、幼少期の家庭環境——十分な愛情を受け取れなかったことが影響するといわれている。私もまさにそうだった。

一九七九年、私は大阪の都会でも田舎でもない地域に生まれた。1階に喫茶店とラーメン屋をかまえた新築マンションの2階。駅の裏手だったそこは、電車が走るたび電線の上にいた鳥が飛び、踏切の音が断続的に聞こえた。

わが家は、エリートサラリーマンの父と、専業主婦の母という、ごく一般的な——いや、はたから見れば、普通より少し恵まれた家庭にうつったかもしれない。だけど、その内側では、いつ天災が起きるかわからないような張りつめた空気がいつも充満していた。

父は、つねに私に厳しかった。私がテストで99点を取り見せると、「なぜ100点じゃないのか」と怒鳴られた。そして、100点を取り、今度こそ褒めてもらえると駆けつけても、「100点なんて当たり前だ」と吐き捨てられる。潔癖症気味なところもあり、私が箸をつけた食べ物は「もう食えん」と突き返した。

さらに、何がきっかけで怒り出すかわからない人だった。特にお酒を飲むと豹変し、さっきまで笑っていたかと思ったら、人が変わったように激高した。

私が気に障ることをしたら、いや、何もしていなくても、「できそこない」「本当に俺の子か」と、持ち出せる限りの私の欠点をあげつらい、大声で私を罵った。

父が怒鳴り出すと、どれだけ理不尽なことだったとしても、母は貝のように口を閉ざして嵐が過ぎ去るのを待つか、泣いて謝った。そうすることが、父の怒りが少しでも早く通り過ぎるすべだと、母は思っていたのだろう。

だけど私にとって、かばってもらえないということは、父の罵声を「正しい」と認めることと同じだった。

人格を否定されるような言葉を投げかけられるたび、胸がちぎれるほど傷ついたけれど、そのうちに、私は私自身を責めるようになった。

「悲しむ資格は私にはない。できない私が悪いんだ」。

弟が生まれたのは、私が10歳になった時のことだ。桜のつぼみがほころびはじめる頃、転勤先ののどかな田舎の病院で彼は生まれた。

最初に弟を見た時のことは、あまり覚えていない。だけど、父と母が、この世のものとは思えないほど、しあわせそうな笑顔を、生まれたばかりの弟に向けていることだけが、私の心に刻まれている。

私には、到底向けさせることのできない笑顔。

わずかな寂しさを感じながらも、それでも、私はほっとした。

これで、父を怒らせないですむ。

母を泣かせないですむ。

それに、私にとっても、弟は天使のようにかわいかった。

泣いていても、駆けつけた私が音痴な童謡を歌うと、きゃっきゃと手を叩いて笑った。寝返りが打てるようになると、飼い猫と同じような格好で、カメラの前でポーズをとる。

アルバムは、一瞬で、弟の写真でいっぱいになった。

よちよち歩きができるようになると、学校から帰った私は、弟とよく公園やショッピングモールに散歩に出かけた。潮風の吹く海沿いの道を、手をつないでゆっくり歩く。すれちがう犬を「わんわ、わんわ」と、興味深くも怖がりながら指さす弟の盾になって、そうっと触れさせたりもした。

帰り道になると、弟はいつも「もう歩けない」と駄々をこねた。私は、「だから言ったでしょ」とお姉さんぶった口調で、彼をおぶる。

背中にじんわりとしたぬくもりを感じ、やがて聞こえてくる寝息に、「できそこないの自分でも必要としてくれる」と、家族の中で、ようやく居場所を見つけた気がした。


だけど、その事件が起こったのは、そんな何でもない日の夜だった。

夕食中、お酒を飲む父の前で、弟はたどたどしい手つきでスプーンをつかんでいた。まだ慣れていないせいで、ついぽろぽろと食べ物をこぼす。隣にいた私は、昔、自分がそれで父に怒られたことを思い出し、やんわりと弟を注意した。

「ちゃんと食べなきゃだめでしょ」

その瞬間、父は、血相を変えて私を怒鳴りつけた。

「おまえに、そんなことを言う資格はない！　失敗作のくせに！」

この時の記憶は、つい最近まで、まるでケシゴムで消したように、私の中にはなかった。

だけど、思い返すと、自分がこの家に「いらない人間」なのだと思うようになったのは、その時からだ。

さらに、受け入れがたい出来事は高校になって起きた。

学校でいじめを受けたのだ。

入学した進学校で、髪の茶色かった私は浮いた。それが原因だったのか、ほどなくして、生徒だけでなく、教師までもが一丸となって、私を吊し上げるようになった。

私は笑いものにされるのが怖くて、授業が終わるまで、トイレの個室で息を殺していたこともあった。和式のトイレは座る場所もなく、立ったまま壁にもたれ、40分あまりを過ごす。

終業を告げるチャイムに胸をなで下ろす自分がみじめだった。

そんな中で、唯一、私を救っていたことがあった。それは、高校に入ってすぐできた、ひとつ年上の彼氏だった。生まれてはじめての両思い、交際。私の心は浮き立った。

だけど、付き合いはじめた翌日のこと。その出来事は起こった。

私が突然「別れたい」と切り出したのだ。

彼は当然戸惑い、引き止めた。私は、そんな彼に追い打ちをかける。

「だって、もう飽きたんだもん」

自分でも、どうしてそんなことを言ってしまうのかわからなかった。だけど止めようと思っても止まらない。

今にも泣き出しそうな顔で「別れたくない」という彼の顔を見て、私はようやく安心して告げた。

「いいよ、別れないでいてあげる」

彼は涙を落とし、私を抱きしめた。

それでも、そんなことは、一度や二度じゃなく起こった。彼が、私との未来を楽しそうに語れば、「私、あなたと結婚するつもりないから」と冷たく言い放ったり、別の男性のことを「あの人、かっこいい。好きだなあ」と褒めたりした。

相手も高校生だ。最初のうちは、その都度傷ついた顔で私の不安を払しょくしてくれたが、結局、私の試し行為に疲れて、離れて行ってしまった。

私は、私の言動が原因であったにもかかわらず、「やっぱり誰も私を愛してくれないんだ」と誤った思い込みに、さらに拍車をかけた。

親にまで愛されない私が、好きな人に愛されるわけがない——と。

ほかにも、深く付き合うまでは良好な関係を築けていた人でも、仲良くなると、その対人関係は不安定になった。最初は「こんなに気の合う人はいない」と思っているのに、一度でも、意に沿わない言動行動をされると、「そんな人だと思わなかった」と勝手に幻滅し手のひらを返した。

これは、男性女性に限らず起こった。かつて彼氏に抱いたように、裏切られることへの不安から、「どうせ捨てられるなら、先に捨ててやる」といった自己防衛から来ていたのかもしれない。

そのことは、恋人や親友など深い関係になるまでは起こらない。むしろ、距離があるうちは、親しみやすく、魅力もあって、能力も高いと、「いい子」にみられることが多かった。それが、いざ関係が近づくと激変するのだ。

折あしく、その頃から、私の顔にはひどいニキビができるようになった。鏡を見るたび目を背けたくなるような膿んだそれを、すれ違いざまの父に「汚い」と罵られる。

私は、自分が人から嫌われるのは、全部ニキビのせいだと思い込んだ。

治すために、薬局の塗り薬や漢方薬も試したけれど効果がない。

私はエステに行きたいと思った。駅に掲げられた大げさな広告に最後の望みを託す。だけど、週末のバイトだけでは到底お金が足りない。そこで、思い切って援助交際をしようと決意した。

躊躇いはなかった。あの家で生活する以上に、怖いことなんて何もない。

ニキビを隠すため、ファンシーショップで買った安物のファンデーションを顔に塗りたくり、駅のロータリーで、指定されたモスグリーンのオープンカーを探す。ほどなく見つかり、運転席の男性が軽く手を上げた。

はじめて会ったばかりの男性は、30代後半だろうか、頭は禿げ上がり頭頂部には脂が浮いていた。

これから、この人とセックスをする――。

だけど、恐怖心も嫌悪感もまるでなかった。むしろ、彼に私のニキビを気持ち悪いと思われたらどうしようと怯えた。

ホテルに着くと、彼は、優しく私をベッドに寝かせた。

「きれいだね」

「愛しいよ」

今まで聞いたこともない甘い言葉が私を包んだ。

胸が熱くなった。

はじめて知った。人間の体はあたたかい。

愛されている。

抱き合っている時だけはそう思えた。

「私は、いらない人間じゃない」

「私は、今、必要とされている」

だから、生きていてもいい——。


だけど、エステに行っても、ニキビは簡単には治らなかった。

私は、その人だけでなく、複数の男性に体を売ったが、お金は右から左へ流れていく。

離れていった彼氏にも、復縁を迫ったが叶わなかった。

それでも、セックスをすれば、世の男性は甘い言葉をささやいてくれる。

つかの間、私に安心をくれる。

やがて私は、異性に「女」として見てもらわなければ満たされない、性依存になっていった。

とはいえ、セックスをしている時以外は、学校にも家にも、居場所はない。たったひとり、世界中から疎外されたような気持ちだった。

私は、きっと、生まれてきてはいけない人間だったんだ——。

そう虚無感を募らせていたある日、ふと見かけた雑誌の裏表紙に、目が釘付けになった。大人向けの雑誌だったと思う。そこには、お世辞にも美人とは言えない女性や、あからさまに冴えない中年男性が、だけど、満面の笑顔でこちらに向かってピースサインを掲げている。

『奇跡のピラミッドパワー』

仰々しく銘打たれたタイトルのその横には、細い金属で作られた四角すいの中にパールのような球体の入った、金色のアクセサリーの写真が掲載されていた。

今ならわかる。あの細い金属は、ぱっと見にも針金みたいだったし、中のパールも、おもちゃの鉄砲の弾と大差ないことくらい、今なら……いや、きっとその時だってわかったはずだ。

それでも——

『このアクセサリーを身に付けるだけで、次々と幸運が舞い込んでくる！』

欲しかった。

「次々と」じゃなくていい。

たったひとつでいいから、しあわせが、どうしても欲しかった。

雑誌の裏表紙には書かれている。

『ずっとフラれ続けた私にも彼氏ができました！』

『宝くじが3回当たりました！』

『街を歩けば声をかけられます。モテすぎて困る！』

それほどの奇跡が起こるなら、こんな私でも「生きていていい」と、誰か、言ってくれるだろうか。

ネックレスの価格は1万円。安いもんだと、そんなお金持ってもいないのに思った。父の財布からくすね、祈るように通販会社に注文の電話をかけた。

数日後、届いたそれは、想像していたものよりずっとちゃちかった。だけど気づかないふりをした。これさえあれば、しあわせになれる。これさえあれば——。

その日に限って、父に呼び出されお金のことを問い詰められたのは、ネックレスをつけた姿を母に見られたせいだったのかもしれない。

すっとぼけた私に、父は思い切り頬を張った。私は、盛大にくちびるを噛んでしまい、錆びた血の味が口いっぱいにひろがった。

限界と思った。

「もう死にたい！」

私は、ヒステリックに叫んだ。キッチンに走りこみ、包丁を手に取り手首に当てる。

私は誰からも愛されていない。

私がいるだけで、皆、迷惑している。

私が死ぬことが、私も、周りも、「しあわせ」になれる唯一の道なんだ。

そうは思いながらも、本当は止めてほしかった。青春ドラマのように、「ごめんね、本当はあなたのことも愛しているからね」と抱きしめてほしかった。

ところが「死にたい」と奇声を発する私を、父は風呂場まで引きずり、頭を浴槽に沈めて言った。

「そんなに死にたいなら、今すぐ死ね！」

私にはもう、愛される方法がわからなかった。

克服のメソッド（2）自分をほめる

「もっと、自分を愛したら？」

「もっと、自分を信じたら？」

愛を求めていた思春期から、どれだけ年月が経っても、自分を卑下してしまう私に、周りの人はよくそう言った。

だけど、いつも、その意味がわからなかった。

だって私は、親からも愛されなかった人間だから。

学校というコミュニティの中でいじめられるような人間だから。

こんなとりえのない、生きている価値もない人間の、どこをどう愛すればいいのかわからなかったのだ。

すると、そこを指摘された。それこそが、私を生きづらくしている「自己否定感」なのだと。

そして、それは、自分を認めてくれない父や、助けてくれない母、自分よりかわいがられた弟、という、自分にとって安全基地ではなかった家庭で育った自然な結果なのだと。

この自己否定感を失くし、自分を肯定し、愛してあげることができれば、心はとても救われると人は言う。

そこで、一足飛びでいきなり自分を肯定するのは無理でも、せめて、自分を褒める真似事ならできるかもしれないと思い、習慣づけるようになった。

褒めるポイントは、とにかく「全部」。

朝、起きたら、「今日も、生きて、起きてえらいね」。

ごはんを作ったら、「めんどうなのに、すごいね」。

仕事をしたら、「がんばったね」。

何から何まで、賞賛の言葉で埋め尽くす。

だけど、斜に構えた自分が出てきて、褒められない部分にも気づきはじめた。

たとえば、朝、起きることができなかった時。つい失望し、自分を責めたくなってしまうのだけど、それでも、褒めてあげる。

「しっかり体を休めて、えらいね」。

感情が噴出して、暴れてしまった時、

「自分の心を無視しないで、吐き出してくれてありがとう」。

どんなマイナスなことにも、いい面を見つけて、自分の味方になってあげるのだ。

そして何より、「生きる意味がない」と思っている自分に対しても——

「それでも、今、生きていてくれてありがとう」と。

最初は、気乗りしない思いでやっていたけれど、慣れてくると、やっぱり褒められるのは嬉しい。

毎日が、肯定で包まれていたら、自然と生きることが楽しいことになってくる。

周りから肯定を受け取れなくても、自分だけは、自分を肯定してあげることができる。

受け入れてあげることができる。

そうして、自分を愛し、信じられるようになった時、周りをも信じられるようになれるのだ。

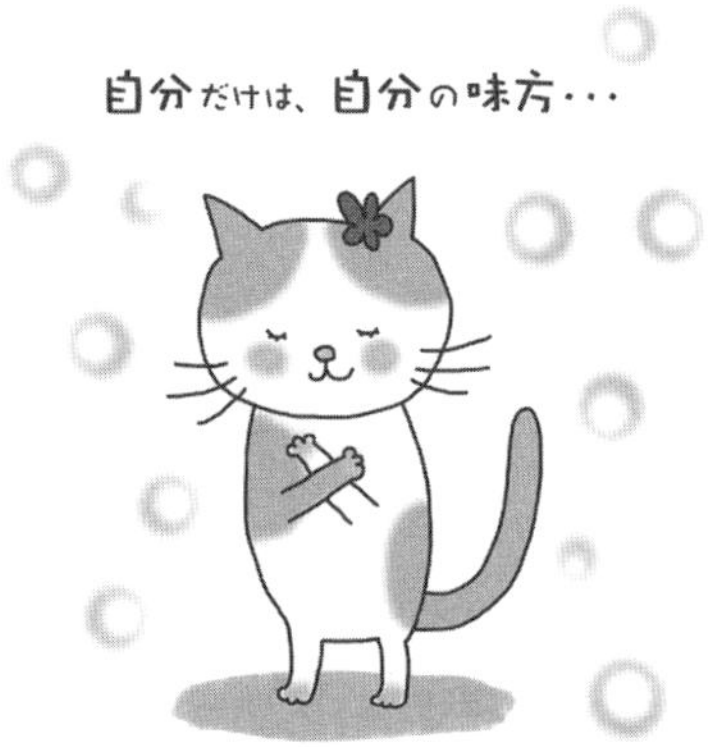

メンタルクリニック難民

そんなふうに愛情を知らないまま大きくなってしまった私は、同棲中のパートナーからセックスを拒まれると、今度は、掃除に執着するようになった。

私は、過去に会った人物と、目の前の人物とを混同して認識してしまうところがあった。だから、援助交際相手の私の体だけを求めてきた人たちと同じように、彼にも、「女」としての自分だけを求められていると錯覚した。

セックスがだめなら――と考える。捨てられないためには、いつも家をきれいに掃除するくらいしか自分に価値を見出せなかった。

それは、親から――たとえばつねに100点を取り続けるという――条件付きの愛しか受け取れず、「良い子でなければ捨てられる」といった、幼少期の思い込みからも来ていたのだろう。

朝から晩まで、床から天井まで拭きつづける。ちょっとでも汚れを見つけただけでパニックになり、つねにウェットティッシュを持ち歩いた。

同じ頃から、私は、外に出ることも怖くなった。家を空けている間に誰かが来て、その時飼っていた猫に何かしたらどうしようと、何度も鍵の確認をした。

移動中のバスの中でも、窓の外に自分の飼い猫がいるような幻覚が見える。慌てて飛び降り、いないことを確認する。だけど、またバスに乗ると、同じことの繰り返しだった。

ほかにも、私は、自分が太っている気がして、市販の便秘薬を朝に50錠、夜に50錠飲んだ。165センチの48キロ、標準の体重だ。でも、おならをすると漏らしてしまうくらいの状態になっても、私は痩せるために薬を手放すことはできなかった。

今にして思えば、心理的な原因によって食行動に異常をきたす病態、「摂食障害」(*1)だったのだと思う。摂食障害には、食事をほとんどとらなくなってしまう拒食症、極端に大量に食べてしまう過食症などがあるが、私は、下剤依存だった。

「愛されたい」

「いらない人間になりたくない」

つねに、飢餓感にのたうちまわり、彼との些細な行き違いで、気が変になったのかと思うほど取り乱した。

絶えず心はイライラし、彼の一挙手一投足に不満を感じた。

時には、生きること自体が許されないように感じられ、こんなできそこないが、なぜ生きているのか、罪悪感に心を絡み取られた。

一日中、安らぐ時はなく、数秒ごとに、絶望したり、激高したり、泣きわめいたりの繰り返しだった。

そんな私を、彼もどうしていいのかわからなかったのだろう。その場その場で慰めてはみるものの、落ち着かないままの私を残し、彼は趣味の演劇のために、時間になると家を出て行った。そして、劇団仲間と食事を共にし、遅くまで帰らない。

また、ひとりだ――。

かつての悲しい家庭を思った。

インターネットのサイトで、「強迫性障害(＊2)」という病名を見つけたのは、そんな時だっ

(＊1) 摂食障害
摂食障害は、極端な食事制限や大量の食料摂取と排出行為など、摂食の問題が含まれる精神疾患であり、軽症例から難治性のものまで多岐にわたりますが、共通することとして体重増加への恐れがある、ということが挙げられます。極端に痩せているにもかかわらず、さらに痩せたいという願望を抱く神経性無食欲症と過食の存在が中核にある神経性大食症とに分けられます。

た。

「自分の意思に反して不安や不快な考えが浮かび、抑えようとしても抑えられなくなる。そして、その考えをなくそうと無意味な行動を繰り返すことで自分や周りの人の日常生活に支障が出てしまう病気」だという。

考えてみれば、やりすぎてしまう掃除も、猫の幻覚も、自分の意思に反した不安……。読めば読むほど、それに近い気がする。

私は、自分の苦しみの根っこが、すべてそこにあるような気がして、すぐさまメンタルクリニックに予約の電話を入れた。

その時は、病気さえ治れば、しあわせになれると信じていた。


そのクリニックは、昔ながらの商店街の中にあった。

重いガラス製の扉を開ける。もう後戻りはできないような不安が一瞬、心を揺さぶった。

待合室のソファは、劣化したのか、ところどころがカッターナイフで破かれたような傷がある。居心地悪く座っていると、名前を呼ばれ、問診票を渡された。ひとつ、ひとつ、項目を埋め、困っている症状を書いていく。

異常なほど掃除をしてしまうこと。
外に出るのが怖いこと。
外で猫の幻覚が見えること。
死にたい気持ちが消えないこと。
家で暴れてしまうこと。
パートナーに暴力をふるってしまうこと。
感情の起伏が激しく、コントロールできないこと。
名前を呼ばれ、問診票を目にした医師は、5秒も経たずにそれをペラリと机に投げた。
そして、ボールペンで頭を掻く。
「こんな症状、聞いたことないなあ」

（＊2） 強迫性障害
強迫性障害は、「強迫観念」と「強迫行為」の2つの症状から形成される心理障害です〈1〉。「強迫観念」とは、ある思考やイメージ、衝動などが、持続的に繰り返し浮かんでくることで、それに伴い強い不安や苦痛が生じます。不合理なことだと認識していても、自分の意思で無視したり抑制したりすることはできないところが特徴で、たんなる心配のしすぎというレベルを超えています。「強迫行為」とは、「強迫観念」によって引き起こされた不安や苦痛の低減を目的に、何らかの行動を繰り返し続けることです。

絶句した。

病気なら治してもらえると信じて、ここまでやってきたのに。

「……私は、何の病気なんでしょうか？」

絞り出すように問いかけた私に、牛乳瓶の底のような眼鏡をかけた医師が首をかしげる。

「しいていえば、うつかなあ？」

うつ病は、祖母もかかっていたので、大体の症状は知っていた。気分が落ち込む、疲れやすい、仕事や家事が手に付かない、不眠や食欲低下など、ともすれば寝たきりになってしまう病気だ。

「私、エネルギーはすごくあるんですけど……」

そう言っても、

「だから、しいていえば、ね」

と、あくびを噛み殺している。

「しいていえば」ではなく、本当の病名を知りたいのに。

今すぐ、この場で暴れたかった。だけど、私は、家ではあんなにも自分を失くすのに、外ではいい子を演じることが身についていた。

それに、素人が専門家に意見することなど、許されないような気がしていたのだ。

診察を終えた私は、怖いくらい大きな夕焼けを背に、最寄駅までの道のりをとぼとぼと歩いた。

上下する遮断機が、私を誘っているようにみえる。飛び込みそうになるのを必死でこらえ、私は一部始終を彼に電話した。


話を終え、私は「これからは病院に付き添って」と言った。彼はうなずく。

私の異常性を、彼も身に染みていたのだろう。

心強く感じながら、私が調べ、自分の症状を診てくれそうな病院をいくつか回った。だけど、どの病院でも、納得のいく診断を受けることができなかった。

「うちでは手に負えないから、よそに行ってください」とさじを投げられることもあれば、「病気じゃないので、病気になったら来てください」と門前払いをくらうこともあった。

「病気じゃない」と追い返された帰り道、彼は隣接したショッピングセンターで人目もはばからず憤った。

「こんなに苦しそうなのに、病気じゃないわけがないだろう！」

買い物客が、驚いて振り向く。

彼は頭に血が上りやすく、何より、私の痛みに寄り添ってくれていたから当然かもしれない。それでも、私は思わずびくついた。大きな声を聞くと、どうしても怒鳴っていた父を思い出し、反射的に恐怖がよみがえってしまうのだ。

それに、彼はそう言ってくれるけれど、私はそれすらわからなくなってきた。

「みんな、苦しみを抱えてがんばっている。耐えられない私が弱いだけなのかもしれない」。

どんどん底なし沼へと追い込まれていった。

それでも、あきらめなければ出会いはあるものだ。

5軒目となる、できたばかりだという個人クリニックで、私は、ようやく「うつ」という診断が下った。想像していた診断名「強迫性障害」とはやっぱり違ったが、専門家が言うならと、納得はいかないまま受け止めた。

医師は気弱そうな天然パーマの男性だった。開院したばかりで緊張しているのか、おどおどと時々言葉を詰まらせる。

彼はその間、待合室で私を待っていた。恋人同士といえど、診察室にまで一緒に入るのは躊躇われたのだ。だけどそれがあだとなった。

不安を抑えるために、と、私には5種類の薬が処方された。病院に行きはじめたばかりの頃は、薬は拒否していたのだけど、飲んで治るならと受け取った。もうこれ以上たらいまわしにされることに疲れ果てていた。

彼は、薬のことをほとんどわからないまま、私にまかせた。

家に帰り、早速薬を飲むと、頭がぼんやりして、だんだんと眠くなった。久しぶりの安らかな時間が訪れる。薄れていく意識の中で、薬を飲んでよかったと心底思った。

ところが、そんな安堵は、ほんの30分足らずのことだった。

起きたら、また食い破るような不安が襲ってきた。

忘れたくて、もう一度薬を飲む。寝る。起きて不安になる。また薬を飲む。寝る。薬を飲む。繰り返し。

やがて指定された量では薬が効かなくなり、1回1錠と言われていたそれが、気づけば5錠、6錠と、飲む量が増えていった。本来薬は処方量を守るべきという当たり前のことすら、考えることはできなかった。

そのうちに、私は薬を飲んでいない時は外に出ることもできなくなった。パーカーのフードを目深にかぶってでなければ、人目が怖くて、近所のスーパーにも行けないのだ。帰るなり、むさぼるようにして薬をかっこんだ。

ある日のことだった。診察予定日より早く薬がなくなってしまったので、病院に貰いに行った。しかし運悪く、休診日の張り紙がされていた。

「薬がなきゃ……！　薬がなきゃ……！」

私は、人通りの激しい街の中、病院の扉をドンドンと叩き、叫び続けた。彼が必死で私を抑え込み、車に戻らせる。

知らない間に、処方薬依存に陥っていた。


気がつけば、病院めぐりは6軒目になっていた。

これまで個人病院で良い結果が出なかった私たちは、地元で一番有名な入院施設もある精神科病院に足を運んだ。

広々とした駐車場には季節の花々が植えられていて、私たちの苦しみなど知りもしないように、風が吹くたび寄り添いあうように揺れる。

清潔感のある待合室で、順番を待った。背もたれに面した窓から、日の光が差し込み、心細くつないだ二人の手がほのかに温まる。

今度こそ——と、握った手に力が入る。

名前を呼ばれ、今回は二人で診察室に入った。私の症状や処方された薬を彼も把握しておく必要があると思ったからだ。

扉を開けると、坊主頭の快活そうな医師が私たちを迎えた。藁にもすがる思いで、症状を伝える。

すると、医師は、私にさらりと「強迫性障害」の診断を下した。インターネットで調べた病名が、ついに私についた。

そして、医師は、熱いまなざしでこう言った。

「大丈夫。治りますよ」

思わず、口が開く。

「え、これ、治るんですか?」

医師は力強くうなずいた。

「もちろんです。一緒にがんばりましょう」

私の目から涙があふれる。振り向くと、彼も目を赤くしていた。


だけど、そう簡単にはいかなかった。治療は困難を極めた。

処方された薬が体に合わず、ひどい副作用が表れたのだ。

医師に伝えても、「治療のため」だと聞き入れてもらえない。私は泣きながら家に帰り、頭痛と吐き気に耐えた。彼が心配そうに、水を持ってくるが、起き上ることもできなかった。

どうしても苦しい時、病院に行っても、「診察日じゃないので診れません」と取りあってはもらえなかった。

「あれをしろ」「これをするな」医師に強く言われるたび、私の心はどんどん萎縮していった。医師の後ろに、怒ってばかりだった父の影が見える。

ある日、私は、がまんできず、再度医師に尋ねた。

「私は、何の病気なんでしょうか?」

医師は、少し考えると、応えた。

「強迫性障害と、もうひとつ、ありますね」

ぽかんとなる。

「もうひとつ？　それは何ですか？」

ところが、医師は言い放った。

「それは、言えません」

絶句した。自分の病気のことなのに？

私は、その頃、自分なりにインターネットで自分の症状を調べていた。その中のひとつに「境界性パーソナリティ障害」(＊3)という病気があった。

この病気は、感情のコントロールがうまくできず、極端に不安定になるとともに、次の

(＊3)　境界性パーソナリティ障害

境界性パーソナリティー障害とは、「現実に、または想像のなかで見捨てられることを避けようとしてなりふりかまわぬ努力をする。理想化とこきおろしとの両端を揺れ動く不安定で激しい対人関係様式を示す。自己感が不安定である。浪費や性行為を含む衝動的な行動を示す。自殺の行動、そぶり、自傷行為を繰り返す。感情が不安定である。慢性的な空虚感がある。怒りの制御に関して顕著な問題がある。ストレス関連性の妄想様観念または解離性症状を示す。」などといった特徴があります〈2〉。

境界性パーソナリティ障害に特有の不安定な自我や情緒を生み出す要因として、幼少期の不適切な経験が挙げられています。しかし、他のパーソナリティ障害と同様に、その原因論は未だ研究途上の段階にあります。

ような症状がみられるのだという。
・感情を爆発させやすい
・慢性的な空虚感を感じる
・自己否定感が激しい
・気分が物事に簡単に左右されてしまう
・衝動的に飲酒、セックス、買い物などをしやすい
・他者を良い・悪いの両極端で評価し、評価自体も簡単に反転してしまう
・リストカットなどの自傷行為をする
・自殺をほのめかす
すると、人間関係にトラブルが絶えなくなり、家庭や仕事面でも深刻な問題が生じやすくなる。私はまさにそれだった。

私は、確信とともに医師に聞いた。

「境界性パーソナリティ障害ですか?」

医師は、口ごもる。

「……言えません」

「教えてください。それで取り乱したりしないから」

「言えません」

押し問答の末、結局、医師は病名を告げてはくれなかった。

裏切られた気持ちになった私は、泣きながら病院を飛び出し、駐車場でカラーコーンをなぎ倒し、ガードマンの前で彼に取り押さえられるという事件を起こしてしまった。

克服のメソッド（3）自分問診票を作る

「心に不具合を感じたら、すぐ病院に行くべきですか？」

そんな質問をよく受ける。

私も、最初はそう思い込んでいた。というよりも、それ以外に方法が思いつかなかった。

風邪をひいたら病院に行く。それで大抵治るように、心の不具合でもそうなんだと。

それは安易な考えだった。

病院によっても様々だけれど、私の場合は病院に行くと、じっくり話を聞いてもらえるかと思っていた問診では、「眠れますか」「食欲はありますか」「憂鬱な気持ちが続いていませんか」など型通りの質問をされて数分で終わった。そして、病名が付いてしまうと、ほとんどが薬を処方される。

だけど、と今になって思う。

「不眠」や「食欲の低下」「憂鬱な気持ち」は、悩みを抱えている人なら、多かれ少なかれ誰にでもあって当然のもの。勿論、薬が必要な場合もあるけれど、薬を飲んで一時的に表面の症状は治まったとしても、悩みの根本原因が解決しなければ、完全に回復できるはずがなかったのだ。

私の場合、子どもの頃から親の愛情を感じられなかったことによって、「彼に捨てられるかもしれない」という不安があふれ出してしまった。

その不安を安定剤などで抑え込むだけでなく、そのことを彼に打ち明け、不安と向き合って、一緒に解決していかなければいけなかった。


そのため、まずは自分自身が、自分の痛みと向き合おうとした。

病院に行かなければいけないと思うほどの苦しみの背後にあるものは何なのか。たとえば、最近、何かつらいことはなかったか。がまんしていることはないか。子どもの頃からのトラウマを抱え続けていないか。仕事の疲れ。恋人との不和。大切な存在の喪失。

心の不具合や病気という形で表面に出てきた心のSOSの正体を見つけてあげることが大切だと思う。

また、病院に行くにしても、口ではうまく説明できないこともある。そんな時は、自分専用の問診票をあらかじめ作っておいて、渡すと話が早いかもしれない。

いつから症状が出たのか
その症状は、どんなものなのか
その中で、特に苦しんでいるのはどういう部分なのか
思い当たる原因はないか
薬を飲むことは可能か・飲みたくないか
どのような回復を望むか
　日常生活が送れる程度
　完全な社会復帰
　自分らしく趣味を楽しめること
など

病院で回復するためには、「この医師にならら、心を預けて大丈夫だ」という信頼関係を築けることが大切だと感じている。

自分の症状や希望を遠慮なく伝えられて、それを受け止め、一緒になって考えてくれること。

そのためには、患者を「病人」として見ずに、「一時的に心に不具合を抱えている一人間」として扱ってくれる医師と出会う必要がある。

そうでなければ、治すために行ったはずの病院が諸刃の剣になることは少なくないのだと、いくつもの病院を転々として痛感している。

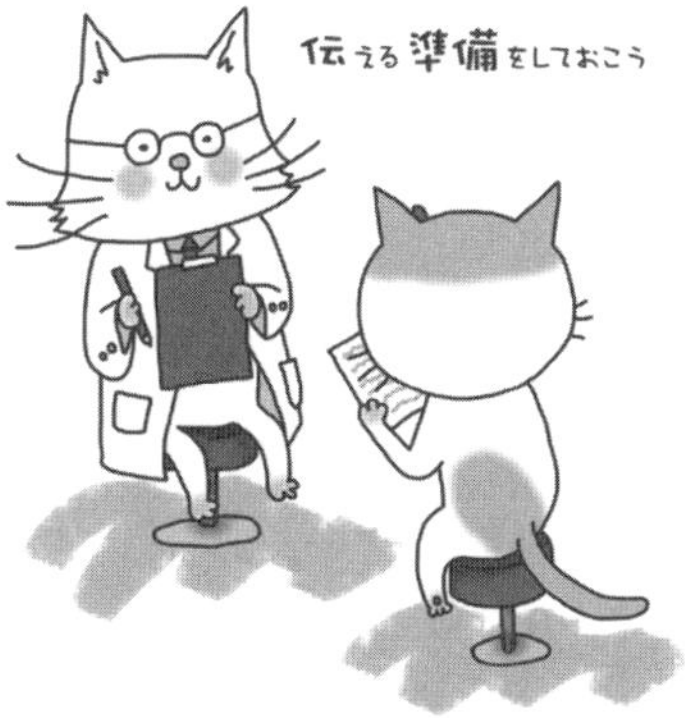

不治の病の猫との出会い

「病人としても落第した……」

そう落ち込む私のもとに、派遣のバイトの誘いが入ったのは、凍てつくように寒い12月の初めのことだった。

断りきれず、久しぶりに繁華街を訪れた。

白い息を吐きながら先を急ぐ。本当は外を歩くことすら難しかった。だけど働かなければ食べていけない。嗚咽をこらえた。

街は人でごったがえし、立ち並ぶ店からは、耳をつんざくような大ボリュームの音楽が反響していた。途端に心臓が激しく脈打つ。ポケットの精神安定剤を口に入れ奥歯で噛んだ。

その時だった。

「ニャア……」

消えそうなほど小さな声がした。あたりを見回すと、薄汚れた自動販売機の隅っこに、もっと汚れた小さな黒猫がうずくまっていた。

反射的に近づき、しゃがみこんだ。逃げるだろうと思っていたら、猫は私の膝によじのぼり、そのまま丸くなった。やがてズピーズピーという寝息が聞こえてくる。

あっけにとられながら、猫を乗せたまま、道の端に移動した。よく見ると、その顔は、めやにと鼻水でぐちゃぐちゃ。体からは魚市場のごみ箱のような悪臭がし、なでた背中は骨と皮の感覚しかないくらい痩せていた。

「かわいそうに。風邪をひいてるんだ……」

考えるより先に体が動いた。104の番号案内に電話をし、近くの動物病院を探す。

「早く治してあげないと」

その考えはあまかった。


「猫エイズと猫白血病の両方に感染しています」

繁華街の病院で応急処置をしてもらった翌日、彼と共に近所にできたばかりの動物病院に行き、猫の精密検査をした。エアコンのきいた暖かな診察室で目を細める猫の上で、女性獣医師が言いづらそうに眉を下げる。

「死んじゃうんですか……？　この子……」

エイズという言葉に足が震えた。

現代の医学では治療法はないという。猫同士が感染する病気なので、ほかの猫と一緒には飼うことができないとも。家にはすでに猫がいた。

今にも倒れそうなほど気落ちする私を不憫に思ったのかもしれない。獣医師は懸命に私を励ました。

「毎日をごきげんさんで過ごしたら、発症しないまま、一生を終える子もいないわけじゃないんですよ」

「毎日ごきげんさん……」

心の病気を患い、毎日死にたいと思ってしまう私には、ほど遠い言葉だった。

彼と二人で病院から出ると、ハイツへと下る坂道には、茜色と藍色が交じり合った空がぼんやりと広がっていた。開店したばかりのカラオケスナックでは、気持ちよさげにマイクを握る男性の声がくぐもって響いている。

私は、何も入っていないほど軽いキャリーバッグをぎゅっと抱きしめると、長い長い息を吐いた。そして思った。

「この子の名前は、あいにしよう」

いっぱい愛される猫になるように。

たとえ命は短くても、誰よりも深く愛されて生きていけるように。


その日から、あいの世話がはじまった。この頃、連絡をとるようになっていた母に頼み込んで、無人になっていた祖母のアパートを借り、そこにあいを住まわせた。朝、昼、晩、と、ご飯と薬を持って訪れる。

最初は私ひとりで責任をとるつもりだったけれど、私の体調を気遣い、彼も母も、1日1回ずつ受け持つと言ってくれた。

家で飼えない以上、信頼できる飼い主を見つけるしかなかった。私はインターネットの里親募集サイトに、あいの写真とメッセージを載せて反応を待った。

世話をはじめてみると、あいは、異常なほど飢えた猫だった。お腹を壊すほどフードをあげているのに、私がいる間中、あまえた声で鳴き、あごにすりより、お腹を見せてはおかわりをねだった。だけど撫でようと手をかざすと、殴られるとばかりに身を固くする。

人間に暴力を受けたことがあったのかもしれない。あいの顔は曲がっていて、歯はほとんどなく、前の牙はいびつに突き出ていた。

だけど、あの繁華街で生きていく以上、自分を傷つけるかもしれない人間にあまえるよりほかにすべがなかったのだろう。その姿は、生き延びるために身を売り、愛されたいと願いながらも愛を恐れてしまう自分自身とどこか重なった。

あいの風邪症状は半年が過ぎてもよくならなかった。

複数の動物病院や愛護団体に相談したものの、どこでもさじを投げられる。「いずれ苦しむのなら今のうちに」と安楽死を勧められることも珍しくなかった。

毎日、下痢の便を部屋中にもらし、くしゃみをするたび、血交じりの鼻水が私の体に付く。

強迫性障害から、潔癖症気味だった私は、精神的なものが原因だったのか、体中に真っ赤な発疹ができた。痒くて、醜くて、気が変になりそうだった。

心配した彼と母が、家で寝込む私の代わりにお世話に行く日も増えた。

私たちは、薬を間違って複数回飲ませないようにと、三人で大学ノートに交換日記のように記していた。そこに彼は、私がいない間の様子を伝えようと、あいの容体をまるでレポートのように細かく綴ってくれた。母は、「あいちゃん基金」と書いた封筒に、お金を入れておいてくれた。

有難い反面、自責の念がこみあげる。自分で拾った猫の世話もできないなんて。厄介者が、これ以上厄介者を増やしてどうするんだ。

スズメの涙だった貯金は、治療費でどんどん底をついていく。

インターネットで募集している飼い主は、いつまで経っても見つからない。

「一緒に、死んじゃった方がいいのかな……」

追い詰められて、そんな言葉もついて出た。

病気を抱え、人に迷惑ばかりかけている。

これから生きていたって、何かを生み出すことはない。

ふたりそろって、「いらない命」だ。

だけど——あいは生きた。
薬入りのごはんをおいしそうに食べ、少しずつ、それまで興味のなかったおもちゃで遊ぶようになった。

ベランダで数羽の小鳥が雪が止むのを待っていたある日、あいに発情期がおとずれた。窓越しに「ニャアン、ニャアン」とせつなげにほかの猫を呼ぶのだ。小鳥たちが驚いて飛び立つ。

獣医師との相談の末、あいは避妊手術をすることになった。

人間を恐れるあいにメスを入れるなんて、その恐怖を想像するとやり切れなかった。

「手術の麻酔は、発症の原因になるかもしれません……」

獣医師の言葉に、心臓を鷲掴みにされたように不安になる。

「もしも、このまま、あいが死んでしまったら……」

湧き上がる恐怖心をぐっと飲み込むと、アパートに戻り、私と彼はベッドの下を念入りに掃除した。あいは怖いことがあるたび、ベッドの下に隠れこんだ。おそらく手術明けもそうなることだろう。

夕方過ぎ、無事手術を終えたあいが戻ってきた。

病院で傷口を舐めないようにエリザベスカラーを付けようとしたもののパニックになったと聞き、増々胸が痛む。

キャリーバッグを開けると、まだ警戒のとけないあいが、低い姿勢で顔を覗かせた。おどおどとあたりを見回す。まだ麻酔が残っているのだろう、一歩踏み出す足取りが危うい。

私は、あいを怯えさせないよう、ベッドまでの道のりを開け、仰向けに寝転がった。

目の端に、ふらつきながら、安全な場所を目指すあいの姿が見える。

「ごめんね……」

申し訳なさに目を閉じた、その時だった。お腹の上に、むぎゅっとわずかな重みを感じた。目を開くと、あいが、頼りない足取りで私のお腹によじのぼってくる。

「あい……？」

あいは、お腹の上を確かめるように踏みしめると、その場で丸くなった。プスープスーという鼻息が私のあごをくすぐる。手を差し伸べると、ごつん、ごつん、と、おでこを手のひらに摺り寄せた。

涙で天井がにじんだ。

今、ここに、あいがいること。

この部屋があたたかいこと。

それだけのことが、こんなにもしあわせなことだなんて。

「病気でも、何もできなくても、あいがただ生きているだけで愛おしい……」

かつて、彼が言ってくれた言葉がよみがえった。

「何もできなくても、ありのままのセリが好き」

あいのお世話をしている時、私は家のことはほとんどできなかった。それればかりか、「女」でなければならないと思っていたにもかかわらず、毎日ジャージで、顔を洗う余裕もなく、ボロボロだった。

それでも、彼の態度は変わらなかった。

愛されたいとばかり望んでいた私が、はじめて愛する気持ちを知った年、私と彼は籍を入れた。

克服のメソッド（4）「私」と離れてみる

「アニマルセラピー」というものがある。

これは、動物とのふれあいを通じて、傷ついた心を癒すというもの。

アメリカの最重警備女子刑務所では、受刑者たちが捨てられた犬を引き取り、介助犬に育て上げるというプログラムもあるらしい。

罪を犯した人たちの多くは、人を傷つけただけでなく、実は自分も虐待を受けていたり、人に傷つけられた経験をしているという。そんな彼らの心を、動物は、動物にしかできない愛し方で癒してくれるのだ。

私自身、夫に暴力をふるいながらも、自分も、子どもの頃からの精神的虐待による傷に苦しんでいた。

そんな時、あいの存在は、「何もできない私でも頼りにしてくれている」と感じさせてくれ、「私なんて」という自己否定感を和らげてくれた。

「あいを守るために強くなりたい」と、気がつけば私は、成長させられていたのだ。

ただ、ひとつ伝えておきたいこともある。

私が「猫に救われた」という話をすると、時折、誤解されることがある。動物さえいれば、癒され、苦しみから逃れられるのだと。

だけど、動物たちは魔法使いじゃない。

ただ、私たちの抱擁に喉を鳴らし、私たちは、彼らを包むこの手のひらが、少しでも優しくなるよう、愛し方を学んでいくのだ。

生かし、そして生きていく。

その力は、私たちの中に、ちゃんとある。


そんなふうに、人間以外のものとのふれあいは、私たちに安らぎを与えてくれる。

勿論、動物と暮らすのもいいけれど、病気を抱えているとお世話も大変で、絶対の責任をもてるとは言い難い。それは、植物でも同じことだ。

特にほかに世話をしてくれる人のいない、ひとり暮らしの人は、自身が、自身を十分に支えられるようになるまでは、他の命を安易に預かるのは避けた方がいいと、私は思っている。

私は、鬱々とした気分の時は、思い切って外に出てみる。

そうすると、目の前がまっしろになるような太陽の光だとか、頬をさする少し冷たい風だとか、踏みしめるとカサカサと音を立てる枯葉だとかが、私を、それまでの抜け道のないように見えた暗い場所から連れ出してくれるのだ。

「死にたい」というくらい追い詰められた時は、それのスペシャルバージョンをする。裸足になって、芝生の上を歩くのだ。

すると、思いがけず冷たい草の温度や、チクチクとくすぐる感触に、神経が集中できる。

そして楽しくなる。

子どもの頃に戻ったようなつもりで、自然と遊ぶのは、このストレス社会に欠かせない息抜き——自然セラピーなのかもしれない。

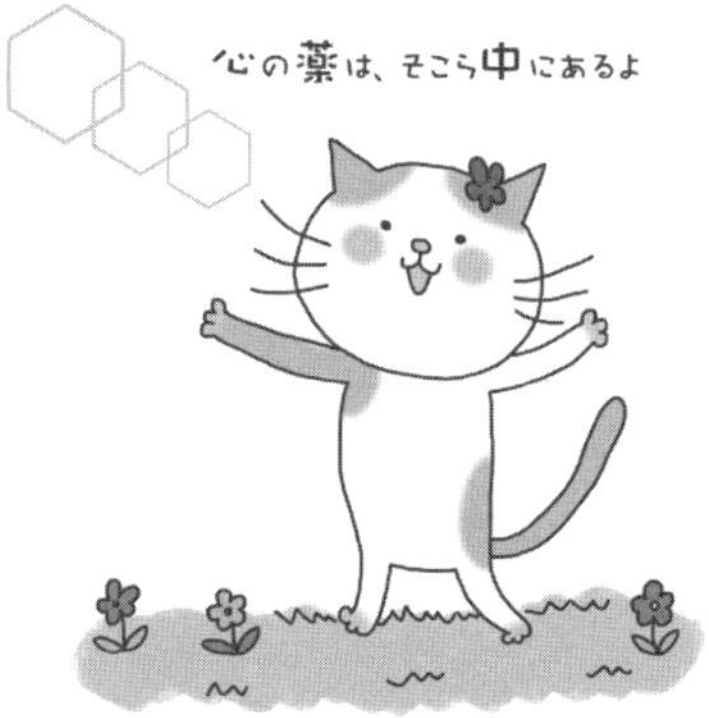

病気でも仕事をはじめる

「あいと一緒に暮らしたい」

そんな思いが湧き上がってきたのは、梅雨も明け、セミの鳴き声がまばらに聞こえはじめた頃のことだった。日も長くなり、長袖では額にほんのり汗がにじむ。里親希望者は依然現れない。あいは、どんどん甘えん坊になってきて、私たちが帰ろうとするたび、ガラス戸の向こうで、せつないほど鳴いて引き止めた。

決断をする時が来ていた。

獣医師にも相談し、猫エイズは、よほど血の混じり合うほどのケンカでもしない限り感染の可能性は低いこと。白血病にはワクチンがあることを知った。すぐさま、私は家の猫たちにワクチンを打ち、あいを迎える準備をはじめた。

何よりも、必要なのはお金だ。ずっと、働くことができなかった私は、貯金はほとんどない。

そんな状態であったにもかかわらず、夫に金銭面で負荷をかけたくなかった。夫婦といえど、同等の稼ぎを得なければならない。

同じ頃、一軒家を購入した。これでますます金銭的に余裕がなくなるはずだ。私は、これからの生活のために、働くことを決意した。

とはいえ、外に出ることは残念ながら困難だった。そこで、インターネットの在宅求人サイトに手当たり次第に応募した。データ入力から、やったこともないウェブデザインまで。

いじめが原因で高校を中退していた私は、誇れる資格も経歴もない。自分のパソコンに入っている使ったこともないソフトを「使える」と嘘をついて羅列した。

どれだけ待っても、採用の返事は届かなかった。毎日、空のメールボックスを見てはため息をつく。

今更ながら、これまでの自分を呪った。

学校くらいちゃんと出ておけば。

心の病気になんてかからなければ。

まとわりつく後ろ向きな思いを振り払うようにして飲み込むと、傍らで私を見上げるあいを、そっとなでた。

「そしたら、きっと、今の私たちはいなかったよね……」

猫の爪のような細い三日月が、暮れかけた空にかかっていた。アパートの窓から毎日見えていたジャングルジムが、外灯に照らされて錆びた黄色を浮かび上がらせている。気の早い秋の虫たちの声がまばらに聞こえた。

私は、8か月通い続けた祖母のアパートに鍵をかけ、あいの入ったキャリーバッグを右手に持ち直す。夫が慎重に車を走らせた。

通い慣れた道のはずなのに、胸がどきどきした。

わが家にたどり着き扉を開くと、先住猫がキャリーバッグに気づいて「なんだなんだ」と駆け寄ってきた。中にあいを確認すると、驚いて「シャー！」と威嚇をする。だけど、あいはひるまない。素知らぬ顔でキャリーバッグから出ると、まっすぐにリビングを目指した。

そして、まるで最初から知っていたかのように、わが家で一番居心地の良いソファーの上で毛づくろいをはじめたのだ。

不思議なことはそれだけじゃなかった。その翌日から、あいの鼻水が魔法のように治まった。

「病気は消えなくても、病気と付き合いながら、生きていこう」

私は、溜め込んでいた精神安定剤を、ゴミ箱に捨てた。


嬉しい話は続くものだ。

運良く採用通知をもらい、無理やりにスタートしたウェブデザインの仕事は、予想に反して好調だった。私が受け持ったのは、小さなデザイン会社の下請けで、営業も自分でしなければならない。

毎日、送られてくる見積もり依頼のメールに、提案を書いて返信する。すると、その中で気に入ってくれた人が、私にお仕事を依頼してくれるという流れだ。

私は、この「仕事を取る」作業が得意だった。相手の望んでいることを読み取り、求めている言葉を返す。子どもの頃から、親の顔色をうかがってきた処世術が生かされた。

とはいえ、今まで独学でしかパソコンを触ったことのない私には、わからないことが山ほどあった。だけど、「わからない」なんて口が裂けても言えない。夜通し調べて、徹夜で、わかるようになるまで勉強をした。

だけど、そんな中でも、私の自己否定感は、仕事の足を引っ張った。

クライエントからメールの返事が1日来ないだけで「怒らせた」と怯えてしまう。些細な修正依頼が来ただけで、自分の存在すべてを否定されたようで、「こんな、何もできない私なんて、生きる価値がない」という気持ちが襲ってきた。

私は、ひとつでも、うまくいかないことがあると、何もかもがダメだという極端な思考に陥りがちだった。

「失敗したら後戻りできない」

「もう死ぬしかない」

そんな衝動に駆られてしまうのだ。

私はパニックを起こし、夫が仕事帰りで疲れていても、彼をねぎらうことなく、自分の不安をぶつけた。

「昨日、作ったネットショップ、まだ売れてないの。どうしよう」

「まだ昨日だろ？　大丈夫だよ」

夫は、冷蔵庫の炭酸水を、喉に流し込む。

「でも、クライエントは、私のせいだと思うかもしれない」

「それはクライエントの責任転嫁だ」

彼の言うことが正論でも、救われることはできなかった。

染みついた自己否定感が、何をするにも足枷になる。

「あれができなかったから、次、がんばろう」ではなく、「あれができなかったけど、仕方ないか」でもなく、「できない私は、死んだ方がいい」と飛躍した考えに結びつく。

夫からは、そんな私を「完璧主義」だと言われたが、そんなふうには思えなかった。自分は、普通の人の足元にも及ばない落ちこぼれ。人の100倍がんばって、ようやく皆の底辺レベルにいけるのだと。

「おまえは世界一のできそこない」。

かつて父に言われた言葉が、仕事のうえでもずっとつきまとった。

私は仕事のストレスが溜まるたび、大量のお酒を飲んで、くだを巻き、夫につらく当たるようになった。

事情を説明し愚痴を吐くなら、まだわかる。だけど、私の場合はただの暴言。それは、まるで幼少期、酒を飲んでは罵声を浴びせた父の生き写しのようだった。

しだいに夫も、私の繰り言の相手をするのが面倒になってゆく。話半分に相槌を打ちインターネットをするか、逃げるように先に寝室で眠られ、私はまた荒れた。

そして、そんなことを繰り返すたび、「こんな私じゃ捨てられる」という不安に、性懲りもなく駆られるのだ。

あいのために、夫のために、前向きに生きていこうと決めたのに、私の日々は後ろ向きで、心から安心できる時間はどこにもなかった。

とはいえ、彼の、私へのある種いいかげんにもとれる対応は結果的に良かったのかもしれない。

こんなことがあった。ある時、車の中で口論になり、頭に血が上った私は、走っている車から飛び降りた。後ろも振り向かず、歩き出す。

本音では、追いかけてくれることを期待した。だけど、どれだけ待っても、彼は来ない。私は、怒りながら知らない街をひたすら歩いた。死んでやる。もう私なんてどうなったっていいんだ。

どれくらいそうしていただろう。やがて日も暮れ、寒くなった私は、しぶしぶ家に帰った。

拒否されることも覚悟していた。

私のこんな行動にも、もううんざりだろうと。

もう、私たちの関係はおしまいだろうと。

だけど、ドアを開けると、彼は、まったくいつもの調子で言った。

「おかえり」

私は、迷子から帰った子どものように、ばつが悪そうに応える。

「ただいま……」

自分で「帰る」という選択ができたこと。彼がそれを受け入れてくれたこと。後から思えば、それは大きな転機だった。

克服のメソッド（5）自分のリズムを知る——日常と心の記録

仕事をはじめ、自分の症状があまりにもひどくなった時、精神関連の専門書を読んでいくと、ことごとく書かれていた言葉があった。

「無理をしないこと」。

ぽかんとなった。

なぜなら、私には、自分にとっての「無理」が何かわからなかったからだ。

子ども時代から、無理をしてでも親の希望を叶えられなければ捨てられると思っていた。そのうち、どんな苦痛もがんばりも無理だと思うという選択肢はなくなった。「無理しない」イコール「いらない人間になる」という思い込みで、私は痛みがわからなくなってしまっていたのだ。

だけど、生きるためには、「無理」をやめなければならないらしい。

そこで、まずは、自分の「無理」が何なのかを見つけるところからはじめなければならなかった。

その際に活用したのが、「眠りと気分の記録表」というものだった。

これは、もともと双極性障害（後述参照）の方が使うといいノートだそうだが、毎日を表のようにして、何時から何時まで寝ていたかを記す。

ほかにも、出かけた時間や、仕事をした時間、ごはんを食べた時間など、その日したことも記していく。

最後に、5段階評価で、その日の気分（悪い・少し悪い・ふつう・少し良い・良い）をつけていくというものだった。


最初は、何のために書いているのかピンとこなかったのだけど、1か月もするうちに、自分の決められたパターンが見えてきた。

たとえば、睡眠時間が少なかった日は、気分が「悪い」になっていた。ほかにも、外出して帰りが遅くなっても「悪い」。苦手なクライエントとの仕事を抱えていても「悪い」。

今までは、やって当然と思っていたものたちが、実は、自分が「無理」してなんとかがんばってきていたことだったのだと気づいたのだ。

の記録表

気分					日常行動
			○		仕事をゆったり
			○		仕事中クライアントと長電話
			○		美容室・友達と外出
	○		○		何もできず，寝てばかりいた
○					仕事が忙しい
	○				買い物ついでにカフェ
			○		カフェで執筆

睡眠
仕事
外出
★ 食事・お茶

gator.jp/soukyoku/about/pdf/contents_06_01.pdf）

それからは、気づいた「無理」は、なるべくしないようにした。

忙しくても睡眠はしっかりとる。

楽しい集まりでも帰る時間を遅くしないようにする。

苦手な仕事は夫にまかせる。

自己否定感を抱えていると、完璧主義で、自分に厳しくなりがちだけど、ここは「無理してでも、無理をやめること」。

そうするだけで、疲れやストレスが溜まらず、「死にたい」と思うことが極端に減った。

もちろん、精神バランスも安定した。

眠りと気分

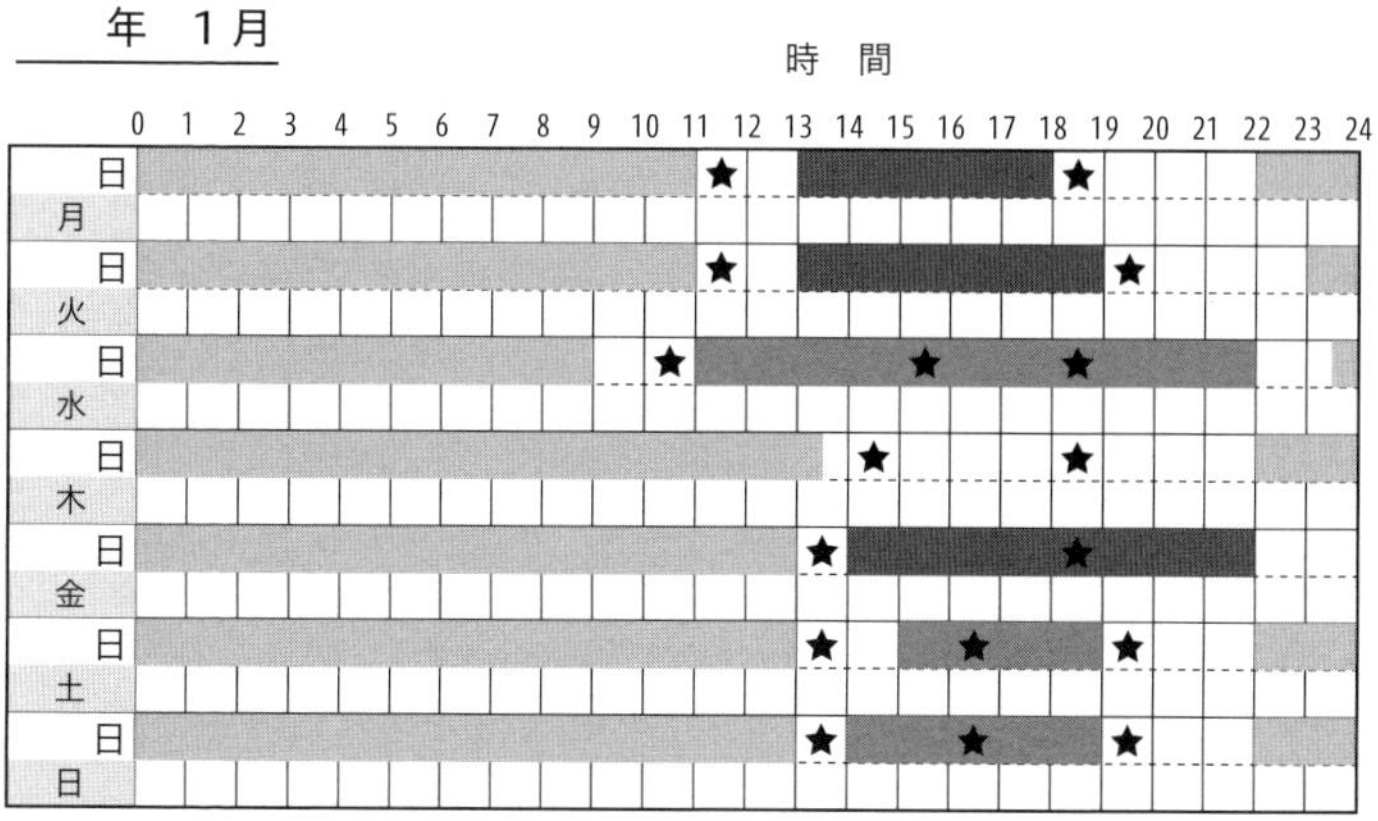

出所：大塚製薬「すまいるナビゲーター」をもとに作成（https://www.smilenavi

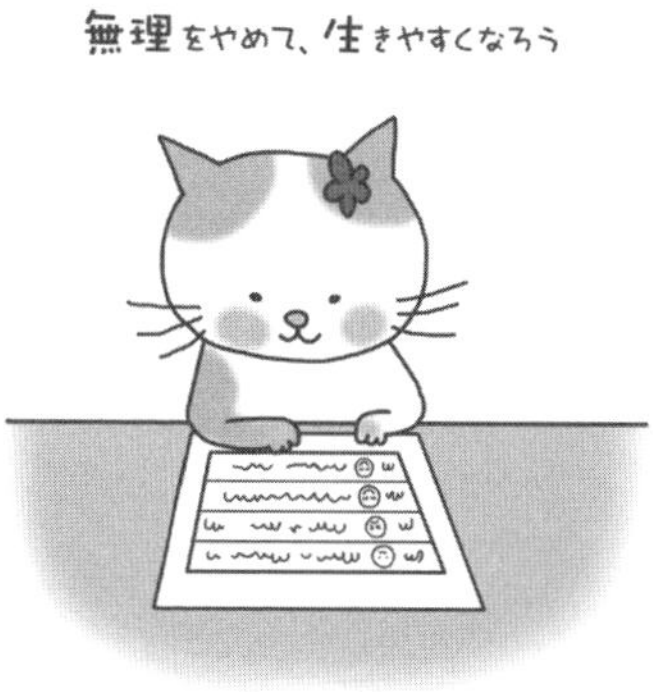

生まれなおし

「また、病院に行くしかないか……」

凝りもせずそう思ったのは、私のアルコールへの依存が、日に日にひどくなってきたからだ。

ウェブデザインの仕事も軌道に乗り、独立を果たしたものの、プレッシャーや不安からは抜け出すことができなかった。

一日中、気を張りつめて仕事をし、外に働きに行っている夫の代わりに家事や猫の世話をする――。

世の共働きの人なら、難なくできていることかもしれない。だけど、私は簡単にストレスが溜まり、夜、眠れずにお酒を飲むとそれが噴出した。夫を罵り、暴れる。

病気は、まったく治っていなかった。

とにかくアルコールをやめるために、夜寝る時のための睡眠薬が欲しい。それだけの思いで、メンタルクリニックに行くことを決意した。

家から近く、なるべく面倒のなさそうな小さな病院を選んだ。

こじんまりした待合室には、年代物のCDデッキが置いてあり、オルゴールのクラッシックが流れている。本棚には、『ちゃお』や『ジャンプ』など、いつの物かわからないくらいボロボロになった漫画雑誌が並べられ、その隣には、幼稚園児くらいありそうな、くたびれたくまのぬいぐるみが横たわっている。名医がいるようには、お世辞にも感じられなかった。

名前を呼ばれ、もう習慣になったように、夫と共にドアをくぐった。

「どうされましたか？」

穏やかそうな眼鏡をかけた白髪の医師が問いかける。私は、「以前も病院に通っていたけれど、最近症状がぶりかえしてきたので、睡眠導入剤と精神安定剤が欲しい」と訴えた。

質問をされても、目を見ることもなく答える。その頃には素人なりに病気の知識も増えてきて、医師が診断しやすそうな症状を並べることも板についていた。

問診の末、希望通りの薬が処方された。もう「治療」なんて夢見ていない。アルコールをやめるための薬さえもらえればそれでよかった。

だけど、そのうちに、病院に行くのも面倒になった。私は夜型生活を送っていたため、翌朝病院があると思うと、プレッシャーから、眠ることができなくなってしまうのだ。

朝、夫に揺すられるが、つい明け方眠りについたばかりの私は、目を開くことさえまぶしくてできない。

「無理……。今日は、病院に行かない」

「それじゃ薬がなくなって、あとで困るだろ?」

「いい。そしたら、別の病院に行く」

夫は仕方なく、代理で自分が行くことに決めた。以前の病院では、「それでは治療にならない」と怒られたこともあったので、私はびくびくしながら帰りを待った。だけど、夫いわく、医師は「しんどい時は無理をしなくていい」と言ったと言う。

ずいぶん変わった医師だと思いながら、それから私はほとんど病院に行かなくなった。時々気が向いたように顔を出しては、うわべだけの症状を話す。

こんな自分勝手な患者であったにもかかわらず、医師は、いつも変わらず、柔和な笑顔で私を迎えた。

だけどお酒をやめても、いや、やめた反動だったのだろうか。私の精神は日に日に不安定になっていった。

私は夫に暴言を吐くどころか、また暴力行為や、自傷を繰り返すようになってしまった。理由なんてわからなかった。

ふとしたきっかけで、発作のようにネガティブな感情が湧き上がる。

「死にたい」

「もう何もかもどうでもいい」

「私は生きていちゃいけない人間だ」

雨が降る真夜中、ベランダに飛び出して、手すりに足をかけて叫ぶ。

「死にたい！　殺せ！　殺せーーー！」

取り押さえた夫に噛みつき、家中のものを後先考えず壊した。大暴れする私を、明日も仕事がある夫が必死で抑える。眠ることもできないまま、翌朝、ぐったりとして彼は仕事に行くことも増えた。

——病院に行ったって、どうせ何もしてくれない。

そう思いつつも、私も彼も限界だったのだろう。

私は次の診察で、医師に一部始終を打ち明けた。

これまでの病院では、暴力や自傷のことを話すと、決まって怒られた。だから、今回もそうだろうと、おそるおそる顔をあげると、医師は、少しも変わらない表情で、私に問いかけた。

「その後はどうですか？　今でも死にたい気持ちはありますか？」

意外だった。なぜ、この医師は顔色一つ変えず、私を叱責することをしないのだろう。

戸惑いながらも、私は導かれるように、ぽつり、ぽつり、と、自分の抱えていたものを伝えはじめた。

今も死にたい気持ちがあること。

毎日が不安で不安で仕方ないこと。

ささいなことにもカッとなり、破壊行為に及んでしまうこと。

医師は、「なるほど」とうなずきながらカルテを取る。私がどれだけ突拍子のないことを言っても、それを否定することも怒ることも、一度もなかった。

私は、そこで、ずっと心にひっかかっていたことを、「この際」と尋ねた。

「私は、境界性パーソナリティ障害ではないんでしょうか？」

自分と似た症状を感じつつ、さらに調べているうちに、その診断名が患者には明かされないことも多いのだと知った。診断名を知った患者が受け入れられず激高し、治療がやりにくくなるためだという。以前、大病院で一蹴された診断名もこれだ。

聞いてはみたものの、どうせ教えてはくれないだろうと諦めていた。だけど医師は、白いあごひげをさすると、拍子抜けするほどあっさりうなずいた。

「そういう部分もあるでしょうな」

目が丸くなる。

「えっ、私、境界性パーソナリティ障害なんですか？」

「ええ。お話を聞いている限り、その可能性はないとはいえませんね」

力が抜けていく。

「やっぱり、そうだったんだ……」

ずっと引っかかっていたことがわかった。

「違う」と言われるたび、隠し立てされなければいけないような病気が自分の中にあるのだと思うと怖かった。否定されてもされても、そうだとしか思えない衝動を自分の中に見つけるたび、理由がわからず不安だった。

明かしてくれた、この医師を信じたい――。

病気になってはじめて、心から信頼できる医師と出会えた気がした。

それから私は、進んで病院に行くようになった。

医師は、私の話を聞くたび、薬を処方するだけでなく、その感情を丁寧にすくいあげていった。

医師はかみ砕いて説明した。私が、幼少期から思春期にかけて、精神的虐待を受けていたことによる「基本的信頼」の欠如。自己否定感。極度の愛情飢餓感。それゆえ生まれてしまった認知の偏りと、抑えきれない衝動。

私が自分を卑下したり、悲観的な妄想にとらわれるたび、否定するでなく、やんわりと私の心に揺さぶりをかけてくる。

「病気になったといっても、別に悪いことじゃありませんよ」

「いらない自分も、受け入れちゃいけませんか?」

最初は首をかしげるばかりだった。だけど繰り返されているうちに、ネガティブな思考に陥りそうになるたび、「先生ならどう言うだろう」と振り返るくせがついていった。

治療のための新しい薬を飲むと、やはり副作用は起きた。だけどそれを訴える私を、医師は叱責しなかった。苦しみを受け止め、優しく我慢をうながしたり、場合によっては新しい薬に変える。

大きな目で見れば、処置法はこれまでの病院と同じだったのかもしれない。だけど私は、話を聞いてもらえたことで、苦しみを耐えたいと思う力を授かった。

「病人」ではなく、ひとりの「人」として見てもらえている気がした。

ある時、医師が言った。

「あなたの場合、苦しみの原因は病気だけではないかもしれませんね」

「えっ」

そんなことを言われたのははじめてだった。医師は続ける。

「境界性パーソナリティ障害の多くは、子どもの頃、愛情をちゃんと受け取れなかったことから起こります。薬だけで治すことはできません。これから愛情を受け取って、治るのではなく、成長していきましょう」

その日から、私と夫は「生まれなおしの儀式」と勝手に名付けたコミュニケーションを実践するようになった。

朝、目覚めると、私は胎児のように丸くなり、夫を呼ぶ。

目を閉じる私の耳元で、夫が声をかける。

「生まれておいでー。今日もセリちゃんが好きですよ。皆、セリちゃんに会いたいよ。生まれておいでー」

そして、目を開けた私を、毎日、この言葉が包むのだ。

「今日も、生まれてくれて、ありがとう」

こうして日々、私は「生まれたこと」、「生きていること」を、肯定される。

世界中のだれにも必要とされず、死んだ方がいいと思っていた私が。

不思議なことだけど、これをはじめるようになった20代後半から、自己否定感やもちきれない負の感情が、少しずつ和らいでいった。

克服のメソッド（6）自分の取り扱い説明書を作る

私が「生まれなおしの儀式」にたどり着いたのは、医師の言葉をきっかけに、幼い頃の愛情不足から、切実に愛が欲しいと思っていたことに気づいたからだった。

そんなふうに、自分が、「どういう状態になり、何をしてもらえれば安定するのか」を知っておくことは、とても大事なことだと思う。

私は、心を病んですぐの頃は、とにかくわけがわからないくらい苦しくて、「誰か助けて！」と、底なし沼でおぼれているような気持ちだった。

だけど、夫を含め、周りも助けたい気持ちはあっても、何をどう助けていいのかわからない。何が良くて、何がだめなのか、見当もつかない。

そんな周りを見て、私は見放されたと誤解してしまった。

そこで、症状が落ち着いてきている時に、私は自分の病状を紙に書き留め、周囲に「こんな症状が出る」「こうしてもらえると嬉しい」と開示していったのだ。

【私の症状】
ストレスが溜まると、確認強迫（鍵や火の元等の確認）などが出る
自己否定感が強く、被害妄想に陥りやすい
疲れやすく、疲れると不安定になる
人の多い場所などは、パニックが起こる
大きな音や声を聴くと動悸が激しくなる

【苦手なこと】
大人数の人がいる場所
騒音
大きな声
ため息
メールの返事がすぐにこないこと
ひとりの遠出
夜遅くまでのイベント

【しないでほしいこと】
大きな声を出す
ため息を吐く
怒る（私に対してでなくても）
メールの返事が遅れる

【してほしいこと】
褒める
抱きしめる
頭をなでる
メールの返事はなるべく早く

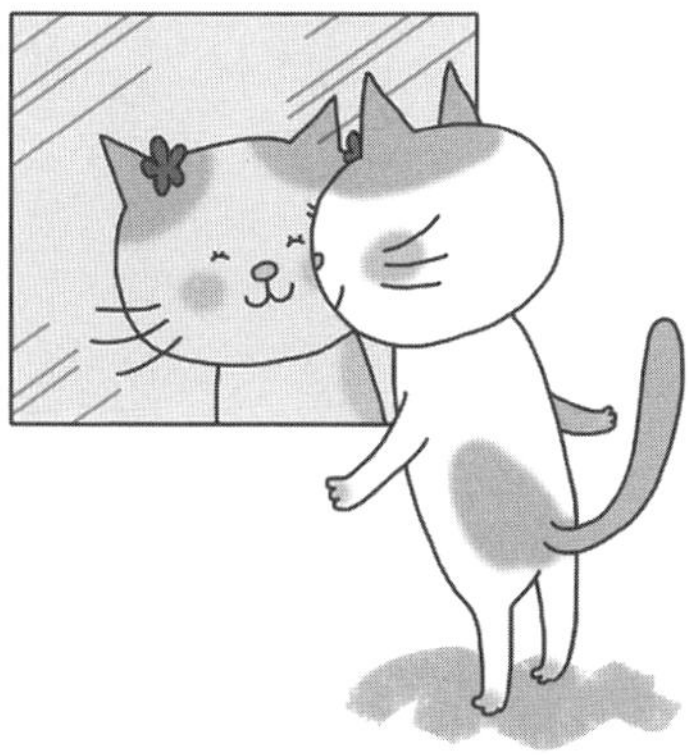

周りもわかればできることがあるし、むやみに腫れ物に触るようなことはせずにすむ。自分自身もまとめているうちに、自分の苦手なことに気づき、避けて生活できるようにもなった。

生きづらさを発信すること

アルコールもすっかり飲まなくなり、「依存」から抜け出せてきたある夜のことだった。明日も仕事が早い夫が先に寝室に行き、私は、なんとはなしにテレビを見ていた。音量を下げた暗い部屋の中、お酒代わりのハーブティーの入ったマグカップを両手で包み、ふうと息を吹きかけ、ずずずとすする。

すると、ＮＨＫの福祉番組がはじまり、そこに私の好きな漫画家の姿があった。「お」と思い、チャンネルを繰る手を止めた。

どうやら、生きづらさを伝える番組で、数人のコメンテーターが、一般の人と中継でつながっているようだった。

やがて、コメンテーター席にいたミュージシャンが、かつて、いじめを受けた経験を話しはじめた。意外に思って聞いていると、今度は、俳優が夫婦でうつ病だった過去を明かす。

驚いた。こんな有名な人たちが、本当なら隠してもおかしくないような内容を公で発表するなんて。

そのうちに番組も終盤に差し掛かり、それまであまり話をしていなかった男性が語りはじめた。顔も名前も知らない、パジャマにハンチングという不思議な格好のその男性は、かつてアルコール依存症で、何年もひきこもり生活をしていたという。

知識の乏しかった私は、ひきこもりというと暗い印象の人がなるものなのかなと思っていたら、彼は、白い歯を見せて言った。

「僕は、依存症になってよかったと思っています」

心がズガンと撃ち抜かれたような気がした。気がつけば涙があふれ出して止まらない。

そうだ——よかったんだ。

予想もしていなかったタイミングで、がんじがらめにされていた鎖から解き放たれていくのを感じた。

私は、「心の病気」になったからこそ、あいと出会うことができた。夫と結婚できた。両親に虐げられた記憶も、治療に打ちのめされた日々も、今の私を作りあげている。

「私も、今までの苦しみすべてがあって、よかった」

番組が終わると、私はすぐさま番組ホームページを探し、読者フォームに自分のことを書き殴った。自分も依存症だったこと。それも、アルコールや薬物ではなく、人――特にセックスに執着し、夫に暴力までふるっていたことを包み隠さず打ち明けた。誰かに伝えずにはいられなかった。

その一か月後、ＮＨＫから取材をさせてもらいたいと連絡が入った。今まで取り上げられることのなかった、「性依存」の取材。

内容が内容であっただけに、取材は慎重に行われ、最後の最後まで、担当のディレクターはテレビで顔を出すことを心配した。

だけど、私は隠すことをしたくないと思った。

依存していた私も私。

隠すことは、それまでの自分を否定することのように思えたのだ。

とはいえ、これは私の考えだ。念のためにと夫にも確認すると、彼は何でもないことのように言った。

「悪いことをしたわけでもないのに、どうして隠さなきゃいけないの？」

そうして、素顔と名前をさらしたまま、性依存を語った番組が放送された数日後のことだった。父から、突然のメールが入った。

「テレビに出たらしいけど、それは、お父さんが見てもいいのか？」

背筋が凍った。おそらく、すでに父は内容を知っているのだろう。

当時、父と母は離婚していた。

だけどそうなるまでの間、父は心境の変化からか、家族を大切にしようとひたすらがんばっていた。

時々、夫も誘い、家族全員で食事をする。その時は、昔のように怒ることもなく、むしろ酔って態度を荒くする母のことも受け止めようとしていたくらいだ。

後になって知ったことだが、父の父も大酒飲みで、飲むたびに暴れていたらしい。その間、父の母は外に逃げ出し、父と姉妹たちは押入れに隠れた。父も心に傷を抱えていたのだ。

番組では、依存についてだけでなく、父から受けた過去の傷についても触れていた。せっかく父が築き上げようとしていた、私たち夫婦との良好な関係を、私が壊してしまうかもしれないと思うと、申し訳なさで心が痛んだ。

動揺する胸をぐっと握りしめ、覚悟を決めて返信した。

「うん。でも、もしかしたら、お父さんを悲しませてしまうかもしれない」

永遠に思えるほど長い数分の後、父からの返信を告げるバイブが震えた。

「どんなセリでも、セリは、セリだ」

ずっと昔から欲しかった父からの肯定を受け取り、私はその場で泣き崩れた。

克服のメソッド（7）自分史を作る

私は、克服までに、様々な「これは、心にいいんじゃないか」というようなことにトライしてみたが、その中で、もっとも私らしく、面白かったものがある。

それが、自分史の執筆だ。

生まれた時から、今、この瞬間までの生きてきた軌跡を思い出しながら綴っていく。

幼少期——

学校に行きはじめて——

思春期——

仕事をはじめて——。

書いていくと、今まで忘れていた記憶がよみがえり、不思議な発見がいっぱいある。勿論、その中には、怒りや悲しみの記憶もあり、嫌な感情も芽生えてくるかもしれない。

だけど、それでも淡々と物語調に綴っていくと、第三者的な目も養われ、それまでは

「どうしようもないほど許せない出来事」だったことにも、別の見方ができるようになる。

私の場合、父や母への思いだ。

書くまでは、私に精神的虐待を加えてきたとしか思えなかったが、筆を進めているうちに、父や母にも事情があり、心があり、あの時はああするしかなかったんだなと気づけた。ある種、俯瞰できたのかもしれない。

最初のうちは、箇条書きで良いと思う。

そこから、さかのぼって思い返しながら、「あの時、ああされて嫌だったな」や「あの時は、こうしてほしかったな」という気持ちが生まれたら、今、生きている自分が、「その時の自分」に、欲しかった言葉をかけてあげることができる。

うらみつらみも書ききると、意外とすっきりしてしまうものなのだ。

さらに、また辛いことがあった時は、その自分史に歴史を刻んでやるぞと思うと、悪いことにも意味があるように感じられた。

文章を書くのが苦手な人は、絵を描くのもいいと思う。

自分のこれまでや、今この瞬間の湧き上がってくる思いを、アートという形に昇華する。そうすることで、痛みや傷にも意味をもたせてあげられるだけでなく、それまでは気づかなかった、自分の新しい才能が見つかるかもしれない。

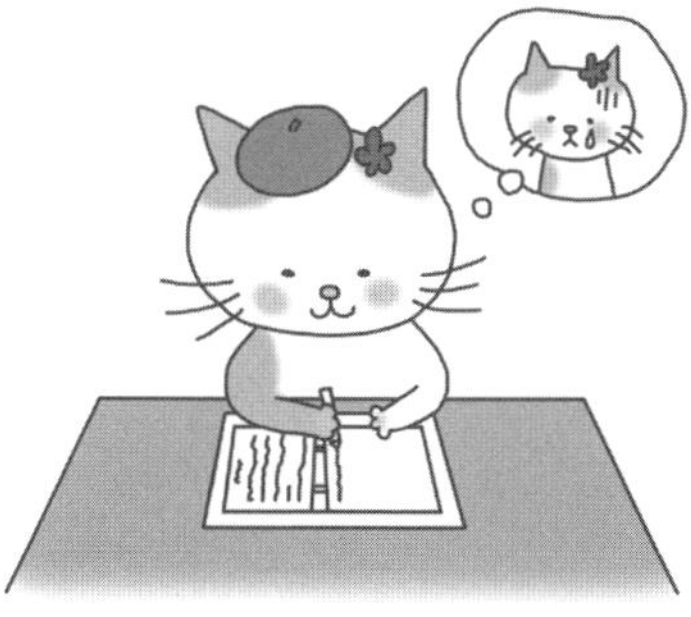

繰り返される自殺未遂

また寒い冬が来た。一緒に暮らしはじめて、はじめて買ったコタツに入りながら、ノンアルコールビールとたこ焼きをはふはふ頬張るのが私の流行になっていた。

猫たちもコタツを気に入り、とりわけ猫エイズと白血病を抱えた猫「あい」は、コタツ布団の柔らかさが心地よかったようで、毎日、その上で丁寧に毛づくろいをしていた。コタツ布団のそこだけが黒い毛で覆われる。

心の病気との付き合い方も少しずつわかってきて、不安定になることも減っていた、そんな矢先のことだった。

あいが急逝した。

異変に気づいた時には、すでに末期のがんだった。もう手の施しようがなく、あとは少しでも苦しくないよう、見守ってあげることしかできないという。

目の前が真っ暗になった。私はいつの頃からか、あいを自分の半身のように感じていた。

それがいなくなる——?

キャリーを抱えた膝が震え、動物病院から家に帰る車の中、涙が止まらなかった。

それでも、あいは、たくましかった。

死の直前まで、昼は大好きなブリの身をほぐしたものに舌鼓を打ち、洗濯物を畳めばその中にダイブしてぐちゃぐちゃにし、夜はヒーターの前でお腹を見せて寝転がった。


街中にクリスマスソングが流れる朝だった。

仕事に出かけようとした夫が、あいの異変に気づき、私を呼んだ。先住猫が横たわるあいを見つけ、夫に告げたのだという。

まだベッドで寝ぼけ眼だった私は、夫の腕の中でぐったりと横たわるあいを見て、すぐに、状況を理解した。

起き上り、驚かせないよう、あいの背中をしずかにさする。

「あいー？　あーいー」

これ以上ないほど優しく、そう声をかけると、あいは、「ん……」と小さく一度だけ返事をした。

そうして、静かに目を閉じて、そのまま呼吸をしなくなった。

どれくらい、抱きしめたまま、涙を流していただろう。

私たちはどちらからともなく、あいを、ベッドに横たえた。ぽっちゃりとお腹にお肉のついた太めのあい。

あいの柔らかな毛をいつものようになでる。死後硬直はまだなく、まるで、朝陽の中、ほんのちょっとうたたねをしているようにしか見えない。

「かわいいね……」

夫が言った。

「うん、かわいい」

ぬいぐるみのような、ふかふかの手の甲をふたりで握り、しばらく、いつものように川の字になって眠った。


最良の「生き終わり」だったと思う。

だけど、私は、日が経つにつれ、濁流のような後悔に飲み込まれた。

もっとできたことがあったんじゃないか。

もっと早く気づいていたら。

そもそも病気の私との暮らしで、私が叫んだり、暴れたりしたことで、ずっと怖い思いをさせたんじゃないか——。

やがて私は、自責の念から重いうつ状態になり、ベッドから起き上がれなくなった。食事もとれず、お風呂も入れない。料理をすることも当然できず、母が電車とバスを乗り継ぎお惣菜を運んでくれた。

私は、幼い頃から、母の前では弱い自分を見せることができなかった。

なぜなら母は、私が守らなきゃいけない存在だから。罵声を浴びせる父から。

同時に、弱い母に失望してもいた。

守ってくれないことを、恨んでもいた。

だけど、今、私はこんなにボロボロの姿を母にさらしている——。

母は、けっして強くはない。強くはないけれど、毎日、遠いわが家まで世話を焼きに来てくれる。愛していない子に、どうしてそんなことができるだろう。

あの頃から、私は、母に確かに愛をもらっていたのだ。

「つらいよ……生きていたくないよ……」

心配そうな母に、遠慮することなく、私は素直に弱音をぶつけた。

病気のおかげで、はじめて、子どものように母にあまえることができた。

春から夏を経てその後、3か月ほど、伏せる日々が続いただろうか。枯葉がアスファルトに積み重なる頃、薬が効いたのか。今度は、急にパワーがみなぎってきた。ずっと締め切っていたカーテンを開ける。庭のもみじが知らない間に、鮮やかな朱色に染まっていた。

「治ったんだ」心の中でガッツポーズをする。

これまでモノクロだった風景が、きらきらと輝き、極彩色に見える。

だけど、体が元気になってくると、これまではぼんやりしていた思考も動き出した。あいがいないショックがまたよみがえり、「死にたい」という感情が暴れ出す。衝動的に煙草を飲んで救急病院に搬送されたかと思えば、一命をとりとめても、また自殺の計画を立ててしまうことの繰り返しだった。

病院で話すと、それは私が、「双極性障害」――俗にいう「躁うつ病」(*4)――にかかっている可能性があるという。これは、「躁状態」と呼ばれる気分がたかぶった状態と、「うつ状態」と呼ばれる気分が低下した状態が交互にくり返される病気なのだそうだ。

「躁状態」というと、一見、気分がよさそうに思われがちだけど、現実には、気分が高揚するだけでなく、攻撃的になったり、眠れなくなったり、マイナス面も現れる。

また、私の場合は、その両方が混在する混合期があり、精神状態はネガティブなのに、行動面では活動的になり、「死ぬことに意欲的になってしまう」ことがあった。

それは、これまでの発作的な「死の衝動」とはまるで違った。

「誰かにばれて、止められるわけにはいかない」

私は目に見える自傷行為を一切やめ、隠れて、確実に死ねる方法を探すようになった。

誰かに知られて止められることも、それを裏切るしかないことも、嫌だったのだ。

インターネットで、かつて自殺の道具として噂になった練炭を注文したのは、木々も

（＊4）うつ病と双極性障害
気分障害とは、感情が正常に機能しなくなった状態を指します。人は誰でも気分の浮き沈みを経験しますが、気分障害においては、その浮き沈みの程度や期間が著しく、睡眠障害などの身体的症状も現れます。
なかでもうつ病では、気分の落ち込んだ状態が続きます。症状としては、「抑うつ気分」、あるいは「興味・喜びの喪失」とともに、「食欲の異常」「睡眠の異常」「焦燥または制止」「易疲労性や気力の減退」「無価値観や罪責感」「思考力や集中力の減退や決断困難」「自殺念慮」といったさまざまなものが現れます。
一方、双極性障害および関連障害群では、高揚した状態と落ち込んだ状態という2つの気分の状態が繰り返し現れることがあります。高揚した状態は「躁状態」と呼ばれ、高揚感や怒りっぽい状態とともに、「気分の高揚」「自尊心の肥大」「睡眠欲求の減少」「多弁」「観念奔逸」「注意散漫」「目標指向性の活動の増加、焦燥」「快楽的活動への熱中」といったいくつかの症状が現れます。

すっかり葉を落とした秋の終わりのことだった。手元に届いたそれを夫にばれないよう押し入れに隠し、「あとは、うまくその機会を作るだけだ」と決意した翌日。久しく連絡をとっていなかった友人から、突然、メールが届いた。

「しんどそうだけど無事かな？　私、おととい32歳になったよ」。

驚いた。誰にも気づかれないように、SNSには前向きな内容ばかり書いていたつもりだったのに、なぜ「しんどそう」と気づかれてしまったのか。

閉ざしていた心のドアを叩かれたようで、私は思わず電話をして今の気持ちを打ち明けた。

ここ最近、ずっと生きるのがつらいこと。

死ぬしかないと思っていたこと。

そして、そのための練炭を、今手元に持っていること。

彼女は相槌を繰り返すと、最後に言った。

「会いに行く」

「えっ、でも仕事、忙しいんでしょ？」

「うん。でも会いに行く」

彼女が訪れてくれることになった午前中、ケーキ屋でバースデーケーキを注文した。自分は死のうとしていたくせに、彼女がこの世に誕生してくれたことが、嬉しかった。

「それで、どうなの?」

まっすぐに聞く彼女に、あらいざらい心情を吐露した。その間、彼女は、私が恐れていたような「自殺を否定するような言葉」は一言も言わなかった。

それほどまでに追い詰められていた私の心を丁寧にすくい取り、ただ耳を澄ます。それが救われた。

何時間、話を聞いてくれただろうか。夫に車で駅まで送ってもらい、別れ際、木枯らしの吹く駅で、どちらからともなく握手をした。ぎゅっと握った。その手は想像以上に冷たく骨ばっていて、こんな細い手でこの世とつながる糸を握りしめているのだと思ったら、胸が締め付けられた。

家へと帰る車の窓から、金色に光る夕暮れ時の町並みをぼんやりと眺めた。いつもの道を、いつものように曲がり、住み慣れたわが家の屋根が見えてくる。運転席に座る夫にふと訊ねてみた。

「今日の話、聞こえてた?」

夫はうなずくと、ギアをバックに変えて、ガレージへと車を滑り込ませた。

「うん。だけど、前から気づいてたよ」

虚を突かれた。夫は言う。

「セリが知られたくないならって、言ってくれるまで待ってた」

熱いものがこみあげた。

自分が「死にたい」と思った時、駆けつけてくれる人がいるということ。

話を聞いてくれる人がいること。

そっと見守ってくれていた人がいること。

「大切にされている」という気持ちがこみあげる。

できるなら、もう少し、この世界で生きていこうと。

私は、携帯電話を取り出すと、彼女にメールを打った。

「もしよかったらだけど、今度、一緒にバーベキューをしてくれない？……あの練炭で」。

うろこ雲が空に流れる小春日和、私と夫、友人が集まって、近くの公園でバーベキューを行うことにした。天気予報は午後から完全に雨マーク。だけど、拍子抜けするほど眩しい日差しが私たちを包んだ。

ひときわ葉の茂った常緑樹の下に、奮発した大きなピクニックシートを広げて腰を下ろす。ハロウィンを先取りした奇妙な仮装を身にまとい、笑いあった。

いったい誰が、ついこないだまで私が死のうとしていたなんて思うだろう。

あらかじめ家で作っておいたトマト鍋を、練炭を入れたコンロの上に乗せて、夫が点火棒で火をつけた。

その瞬間だった。待っていたかのように、ぽつり、ぽつりと雨が降りはじめた。

「え……」

3人で、愕然となった。後には引けず、「すぐ止むだろう」と期待をこめて、その場にとどまった。だけど、みるみる雨脚は強くなる。

練炭コンロの方は、火のつけ方が悪かったのか、いつまで経っても温まる気配がない。そうこうしているうちに、大粒の雨が、ボタン、ボタン、と落ちてきて、やがて下着まで雨が染み込んできた。

「どうしよう……」

「やめる?」

「でも鍋が……」

「でも雨が……」

さんざん悩んでいると、近くで落雷の音が響いた。私たちはさすがに観念し、ずぶぬれになりながら、撤収の準備をはじめた。


家に帰り着き、カセットコンロで続きをすることにした。

雨で冷えきった手のひらをコンロの火で温め、ふう、と白くなった息を吐く。

友人のため息だけが、ほかの人より半拍長く続いたあと、ふいに、彼女が口を開いた。

「私も……最近、生きるのが、ちょっとつらいかも……」

さっきまで満面の笑みを浮かべていた長いまつげが影を落とす。

あたたまったトマト鍋を口に運びながら、彼女は最近背負っていた痛みを、ぽつりぽつりと話しはじめた。

東日本大震災のあった年だった。新聞記者だった彼女は、現地に取材に行き、無力感に苛まれていた。やがて、何もできない自分なんかが生きていていいのかわからなくなった。

胸が詰まる。そんな思いを抱えながら、それでもあの日、私のために駆けつけてくれたんだと。

ふと、思った。公園で雨が降り出した時、私は、せっかくの前向きな計画がぶちこわしになったような気がして雨を恨んだ。

だけど、もしもあのまま晴れていたら、緑の中で何の問題もなくバーベキューをして笑っていたら、彼女はその言葉を発することができただろうか。

雨が降ってよかったのかもしれない。

私が練炭を買ってしまってよかったのかもしれない。

「死にたい」と思って、よかったのかもしれない——。

克服のメソッド（8）心を開ける他者の存在に気づく

私は、昔から、とにかく人に自分の話をすることが苦手だった。特に相談や弱音を吐くこと。

そんなことをしたら、相手は気分を悪くするかもしれない。誰も私の気持ちなんて興味がないに決まっている。人に話したら、その人のアドバイスがお門違いでも従わなければいけないんじゃないか。

そう思い込んで、自分の感情にふたをして、溜めて溜めて、一番悪い形——暴言や自傷という形で吹き出してしまっていた。

これでは、周りもたまったものじゃないし、せっかく円滑にするためにがまんしていたのに、それでは逆効果だ。

そこで、それに気づいてからは、どんな小さな感情でも、周りに小出しにしていくようにした。「誰にでも」は難しいから、まずは一番そばにいる夫から。

悲しかったこと、腹の立ったこと、不安なこと、今お腹が空いていること、など、ささいな感情を、隠さず解放する。

不思議なことに、言葉にしてみると、ひとりで抱え込んでいた時よりも、その気持ちの悪さはふわりと軽くなって昇華された。

愚痴や弱音も、意識して吐き出すようになった。

とはいえ、私は愚痴を吐くことが苦手だった。だから、話す前に、「今から愚痴を吐くよ！　何のオチもないから、ただ黙って聞いてね」と念を押して話す。

すると、「うんうん」と聞いてくれる人がいるだけで、「受容」されたのだと安心する。それだけで、自分の中にあった黒い気持ちが浄化され、解決策を自然と考えられるようになった。

克服には、周りのサポートが不可欠だと、私は思う。

私が、自分の「生きづらさ」を「自分ひとりで何とかしなければ」と抱え込んでいた時、私は「生きづらくなってしまった自分」を責めた。

夫にすら手を差し伸べられることに負い目を感じ、周囲には、自分は「元気」なのだと虚勢を張っていた。

かつて孤独を味わった経験から、「理解してくれる人などいない」と決めつけ心を閉ざした。

人に頼ることを「弱さ」だと感じ、「強くなれ」「もっとがんばれ」と自分に鞭を打ち続けた。

誰よりも私自身が、私の「生きづらさ」を受け入れなかったのだ。

振り返ってわかる。

人生や、物のとらえ方が上向きになった時、そこには必ず、私とは考え方の違う「他者」とのふれあいがあった。

大きな事件も、特効薬との出会いもない。

夫、家族、友人、知人、医師、それまでまったく会ったこともなかった人、ひとりひとりが、誠実に私と向き合ってくれた「事実」の繰り返しだった。

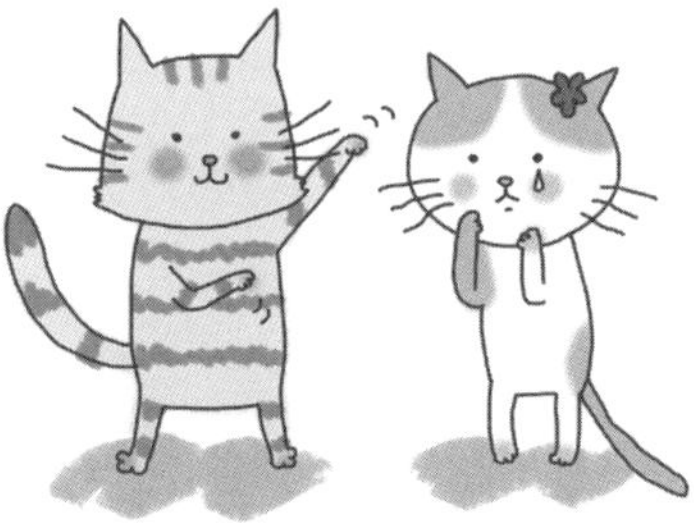

克服を決意する

「私も誰かを救える人間になりたい」。

バーベキューをした雨の日に友人の心のうちを聞いて以来、漠然とそう思うようになった。

「心の病気」だから、「生きづらい」から、人の痛みに寄り添えるとしたら――こんな私にも、生きている意味があるのかもしれない。

そんな折、またテレビ出演をすることになった。

番組内で「今も死にたい気持ちがある」と明かすと、会ったこともない人から次々メールが届き、「共感した」「勇気づけられた」との声が寄せられた。

「こんな私でも誰かの力になれる」

夢の第一歩を踏み出した気がして、私は心が震えた。

だけど私をよく知る人たちからは心配もされた。「背負いすぎちゃだめだよ」と。

私は「境界性パーソナリティ障害」の症状ゆえ、つい他者と自分の境界線がなくなってしまう。

「共感」というには度を越した「同調」。人の痛みをわが事のように錯覚し、ともすればその負の感情にまるごと飲み込まれてしまうのだ。まるで憑依されたように。

頭ではわかったふりをしたものの、望まれることが嬉しくて、日に何度もメールボックスを開くようになった。具体的な相談メールには、できるだけ適切な機関を紹介した。特に参考になったのは、NHKが作っているサイトだった。そのほとんどに相談窓口が記されていて、悩んでいる人の入り口になる場所が、想像以上にあった。

話を聞くことしかできないメールにも、少しでも嘘のない言葉を返したくて、一生懸命心を添わせた。その作業は何時間にも渡った。

「セリ、もう寝ないと」

深夜を過ぎ、夫が心配そうに声をかける。

「大丈夫。あと、ちょっと」

うつだった時が嘘のように、体と心に力がみなぎっていた。この時も「双極性障害」が影響していたのだと思う。

夫は、諦めたように寝室へ向かう。

私が寝ずに、メールの返事をすることで、誰かが、ほんのわずかでもらくになってくれれば、私も救われた。

だけど、やがて、どうすることもできないメールと出会った。

件名のないそれには、ただ一言、こう書かれていた。

「しにたい」

心臓が脈打つ。状況を知りたくて慌てて返事を出すけれど、戻ってくるメールはいつも一文だけ。

「しにたい」

「しにたい」

「たすけて」

「たすけて」

メールボックスを開くたび、何十通と届いていた。

気が変になりそうだった。私がこうしている間にも、この人は死んでしまうかもしれない。だけど、私は何もできない。

助けなきゃいけないのに。

それが、何もできない私の、唯一の生きている意味なのに。

まだ精神状態が安定していないことも災いし、私は極端な思考に陥った。

「この人を助けられない私なんて、この世に、いらない人間だ」


こんな私、死んだ方がいい――。

しだいにその考えが頭を支配するようになった。仕事をしていても食事をしていても、絶えず「死にたい」という思いだけが渦巻き続ける。

その日、惰性のように夫とふたりで風呂に入っていた。湯船に浸かっている間中も、私は「死にたい」を連呼する。

夫もどうしていいかわからなかったのだろう。慰めるでもなく、しだいに言葉少なになっていく。

その姿に、私は「見捨てられたんだ」と誤解を深めた。

髪を洗おうと出したシャワーの音にまぎれ、幻聴が聴こえたのはそんな時だった。

「そんなに言うなら、本当に死ね」

自分の中の誰かが、自分に罵声を浴びせた。

「もっともだ」と思った。

私が生きることで、誰かの役に立つわけでもない。

夫にもずっと迷惑をかけつづけている。

「私が死んだ方が、みんな喜ぶ……」

その夜、私は何かにあやつられるかのように、集合住宅の最上階に上った。

雨で滲んだニュータウンを眺めながら、ずっと絶っていたワインを開けた。恐怖心を和らげるために、精神安定剤をつまみのようにぼりぼりかじる。

チーズ、サラミ、スナック菓子。最後の晩餐には物足りないけれど、コンビニで買ったそれらを階段の前に広げて、あぐらをかいて味わった。

生ぬるい土のにおいのする風が、私の長い髪を揺する。

「……飛び降りよう」

油の付いた指を舐めて、手すりに手をかける。

「あと一歩踏み出せば、私は、あいと会える」

「苦しかった現実に、さよならすることができる」

なのに、いざ身を乗り出して下を見ると、足がすくんだ。おそらく自殺防止の意味合いもあるのだろう、ちょうど落ちるであろう位置にはわざわざ植込みがあって、私を一瞬正気にさせた。

「あれを越える？　それって、よっぽど遠くまでジャンプしなきゃいけないんじゃないの？」

無理だと思った。きっと何か理由をつけては、私は死ぬことを避けたかったのだろう。

結局、死にきれず、土砂降りの中、車道の真ん中をふらふらと歩いていた。轢かれたら轢かれたで、それもいい――。

その時だった。目の前に猛スピードの車が走ってきた。

「死ぬ――！」

思わず目を閉じる。

私はバランスを崩し、雨水の溜まった道路に投げ出された。左半身に強い痛みを感じる。

間一髪、追突はしなかったらしい。

何が起きたのかわからず、私は目を瞬たかせた。すると、三〇代後半だろうか、女性が二人、男性が一人、車から駆け降りてきた。しきりに詫びた後、私のただならぬ状態に気づいたのだろう。小刻みに震える私に毛布をかぶせ、「話だけでも聞かせてもらっていいかな？」と車に乗せた。

気がつくと、柔らかい暖房の風の中にいた。彼らは、私を夜中のファーストフード店に連れて行き、酒と薬で呂律が回らなくなった話を、熱心に聞こうとした。

導かれるみたいに、ぽつり、ぽつり、答える。

「もう死んじゃおうと思ったんです……」

「うん、うん……」

「でも、死ねなくて……」

「そうか、よかったよ……」

彼らの寄り添うような優しい声が、ぼんやりと聞こえる。

渡された熱い紅茶がほんわりと胃に落ちた。誘われるように、涙が流れる。

——なぜか、また、拾われた。

そして車で家まで送り届けられ、私は、私の命を手にしたまま、翌朝を迎えた。

見知らぬ人に助けられたという事実は、今までの自殺未遂と大きく異なった。こんな最悪の状態の自分に、手を差し伸べてくれる人がいるのだという驚き。

まるで、何者かが、私を生かしているようにすら感じられた。

それでも、なお、底知れぬ無力感は消えなかった。

誰も救えず、救われるだけ。


私が自殺未遂を企てた日、私は夫に言った。

「死にに行くので、1万円ください」

夫は何も言わず、財布から抜き取り、一枚のお札を私に渡した。

「そうか」と思った。私が生きることを、もう彼は望んでいないんだ——と。

夫の胸のうちを聞いたのは、それから1か月後のことだ。

私が飛び出した夜、家で帰りを待っていると、明け方近くに電話が鳴ったという。取り損なったら留守番電話につながり、メッセージを残さず切ろうとした声が、少しだけ聞こえた。せっぱつまった男性の声。

その瞬間、夫は理解した。

「本当に、逝ってしまったんだ……」

涙がとめどなくあふれ出す。

最初に出た言葉は、「よかったね……」だったという。

ようやくらくになれたんだ。ずっと繰り返していた苦しみからこれで抜け出せる。それが、私にとってのしあわせだったんだと、言い聞かせようとした。

だけど次の瞬間、心を食い破るような激しい後悔が押し寄せた。どうにかして止められたんじゃないか。力ずくでも。

セリがもういない。二度と顔を見ることも、声を聞くこともできないのだと。

30分ほどが過ぎただろうか。インターフォンが鳴った。警察が来たんだと身を固くしてモニターを覗くと、そこには、ずぶ濡れの私の姿があった。

その夜のことを思い出すかのように、夫は目じりに涙を浮かべて言った。

「死にたいセリを生かすことは、俺のエゴなんじゃないかと思っていたけど……。それでも、生きて戻ってきてくれたことが、どうしようもなく、嬉しかった……」

それを聞いて、私の胸は焼けるように痛んだ。

これまで私は、夫は「死んでしまうだろう私」も含めて、受け入れてくれているのだと思っていた。それが「病気を理解する」ということなんだとも。

そう言った私に、夫はかぶりを振った。

「俺は、少しずつ、諦めていったんだと思う。一緒に年をとることも。ふたりの未来を夢見ることも……」

言葉を失った。

私は、ずっと、自分だけが病気で苦しんでいるんだと思っていた。

そうじゃない。

私が自殺未遂を繰り返す度、夫も同じように苦しみ、傷ついていた。

そして、それなのに、私の気持ちを優先しようとしてくれていた。

「生きたい」

心の底から、強く思った。

もう二度と、私の苦しみで、大切な人を悲しませたくない――。

克服のメソッド（9）本当にゆずれないものを見つける

「自分にとって、絶対にゆずれないものは何ですか？」

そう聞かれて、即座に答えられる人は、どれくらいいるだろう。

自己肯定感の低い私たちは、つい、不安定な自分の存在価値を確認するため、あらゆる場面で、必要以上に他者の願いを叶えようとしてしまう。

家庭の中で、恋愛関係で、仕事の場で、自分じゃなくてもいいものまで、「自分がしなければ」と背負ってしまいがちだ。

すると、日々は、「できなければならない」であふれ、自分の本当にしたいことや大切なことが、ともすれば置き去りにされてしまう。

私は、ずっと、「人の役に立つこと」で、自分の存在意義を見出していた。

「世界一、いらない人間」という、自分が自分にかけた呪縛から逃れるため、役に立てるなら、心をかなぐり捨ててでも、人から望まれることに奮闘した。

だけど、それで、本当によかったのだろうか。

そのことに気づかせてくれたのが、「誰より大切なはずの夫を、傷つけていたことをわかっていなかった」という事実だった。


生きづらい私たちの毎日は、「〜でなければならない」であふれている。

だけど、それに飲み込まれてしまうと、人生は自分のものではなくなり、本当に守りたいものを失ってしまうことになる。

そこで私は、定期的に、「やらなければいけないこと」と「やりたいこと」を、紙に羅列するようにしている。

そして、ひとつずつ吟味する。

それは、本当に自分じゃなきゃいけないのか。

自分じゃなくても良いことは、人に振る。

本当に、今じゃなければいけないのか。

今じゃなくてもいいことは、後回しにする。

そう問いかけ、ふるいにかけるのだ。

すると、案外、「絶対に自分が、今すぐしなければいけないこと」なんてそうそうないのだと気づく。

そして、その中で、ほんのちょっとだけ残った、「自分じゃなければいけないこと」に心がたどりつくことができる。


もしも、この命が、今日でなくなってしまうとしたら、と、考える。

自分が、本当にゆずれないものは何だろうか。

つい、「〜しなければならない」に大切な時間や心をもって行かれがちな私たちだから、時々、確認し、それだけは絶対に手放さないように守り抜くことが必要なのだと痛感する。

他者の目ではなく、自分が本当に大切なものを、大切にしていいのだ。

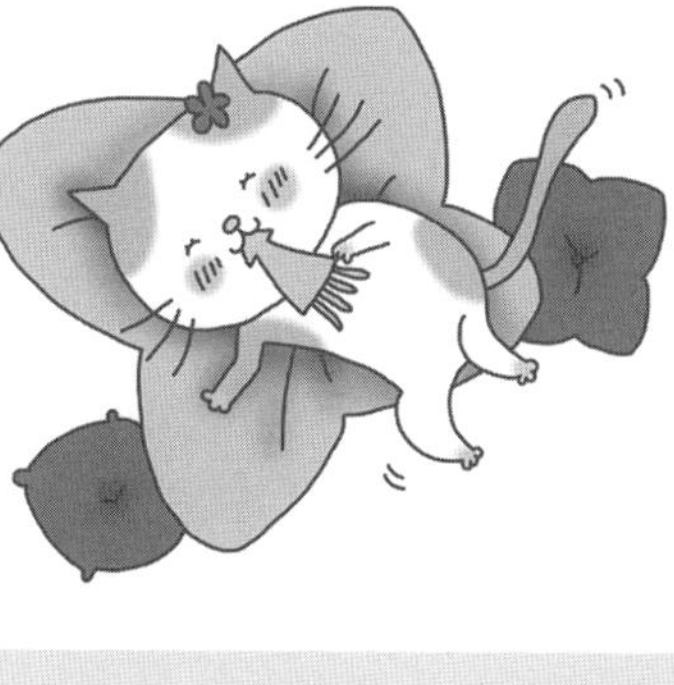

もがきぬいた果てに

「私は、境界性パーソナリティ障害をやめる！　双極性障害もうまく飼いならす！」

夫から胸のうちを聞いた日をきっかけに、私はそう決意した。

「やめる」と決めてやめられるものではないことはわかっている。でも、誰かの力を借りての「治る」でも「回復する」でもないような気がした。自分の意志で「克服する」。そのためには、どんな努力でもしようと。

最初にしたのは、関連書籍を読むことだった。闘うには敵を知らなければならない。

私は、かたっぱしから、病気に関する本を読んだ。

すると、激しい怒りや死にたい感情など、それまで変えようのない性格だと思っていたことが、ほとんど病気の症状である「認知の偏り」からきているものだったとわかったのだ。

認知の偏りとは、生きてきた中で染みついた、言うなれば「考え方のくせ」のことだ。たとえば、「今、一緒にいられないなら、別れた方がまし！」というような、「全か無か思考」。「これまでもフラれてきたから、この恋もだめになるに違いない」という「一般化のしすぎ」。「彼がため息を吐いたのは、私を嫌っているからだ」という「結論の飛躍」。今までは、すべて変えようのない事実だと思って取り乱していた考えが、ただの偏った私の思い込みで、つまり、その思い込みにさえ飲み込まれなければ、生き延びられるのだと知り、目からうろこが落ちる思いだった。

そして、克服のために良いと思えるものは、抵抗があってもしてみるようにした。たとえば、私は、「愛して」の代わりに「あなたなんか嫌い」という試し行為をするくせがあった。だけど、そんなことをしたら相手が傷つくだけで、何もいい未来は生まない。そうして、今までの関係すべてがだめになってきたのだ。

それからは、夫と口論になり、心を閉ざしそうになっても、勇気を出して「撫でて」と頭を出してみるようにした。すると、彼は優しくなでてくれる。そこではじめて、私も素直に「ごめんね」を言えたのだ。

勿論、薬もしっかり飲んだ。これまで処方されていた安定剤や睡眠導入剤だけではなく、新たに処方された境界性パーソナリティ障害や双極性障害の原因となるものを治療する薬だ。副作用は最初あったが、私には合っていたらしく、十年以上自分でもどうしようもなかったイライラや突発的な死への衝動がほとんどなくなった。

薬を飲むまでは、体重が100グラム増えてはキレて、小さなニキビができてはキレて、自分の思い通りに夫が動かなければキレて、スーパーで元気な子どもが走り回っているだけでキレた。今では、自分があんなにも怒っていたことが信じられない。憑き物が落ちたような気持ちだ。

さらに、それでも爆発してしまいそうな時は、精神の不安定な状態を抑える頓服として出された液剤を飲む。怒り狂ってしまった時は難しいけれど、「あ、くるな」と思った時に飲めば、衝動は抑えられ、穏やかな心が戻ってきた。

そして、その勢いで寝てしまうと、不思議なもので、翌日には晴れやかな気持ちになっているのだ。

また、私には、夫のほかにも、幸運にもサポートしてくれる人がたくさんいた。たとえば、以前出演したＮＨＫのディレクターだ。

ある時、私が知人と仲たがいし、私は知人を「死ねばいい」と思ってしまった。

だけどそれは現実として叶わない。

すると「それなら私が死ぬしかない」という極端な思考に襲われた。

自分の考えに落ち込んだ。

あんなに生きると決めたはずなのに。

結局、私は、また死にたくなってしまっている――。

ひとりでは抱えきれなくて、私は耐えきれず夫に漏らした。

「死にたい……」

すると夫は、私を抱きしめ、ずっとなでていてくれた。そのぬくもりに、涙がとめどなく流れる。

どれくらいそうしていただろう。ふいに、心がたどりつけたのだ。

「……やっぱり私、死にたくない。生きたい。たすけて」

そして私は、夫の指示通り頓服の薬を飲み、自分を傷つけることなくベッドに入った。

そのことをディレクターに話すと、彼女は言った。

「〝生きたい〟だけじゃなく、その前の〝死にたい〟も言えてえらかったね」

びっくりした。ポジティブな感情をほめてもらえるならわかる。だけど、死にたいというネガティブな感情まで認めてもらえるなんて。

彼女は言った。

「だって、それも、セリさんの大切な感情でしょう?」

回復しきっていない——途上の私を隠さなくても、受け入れてもらえたことで、私も自分の弱さを受け入れることができた。

そんなふうに寄り添ってくれたのは、夫や友人だけではない。

かつて、あんなにも私を虐げた父や、私を守れなかった母も、私がテレビなどでその傷を語るたび、私との関係性を築きなおそうとしてくれた。

人間は、何歳になっても、やりなおせる。

両親が離婚し、弟も遠くへ巣立ち、ばらばらになったわが家だけど、私の中では、かつてよりもずっと、渇望していたぬくもりを感じることができた。

虐待やDV、モラルハラスメントといった、機能不全家族が増えている今の時代、自己否定感や愛着の問題——それに伴う病気は、すぐ近くにあるのだと思う。

いつ誰がかかってもおかしくないし、誰がそのパートナーや家族になってもおかしくない。直面した時、慌てず、愛に包まれた対応ができるよう、もっとこの世界で病気の認知度が上がればと祈るばかりだ。

他人事ではなく、「社会全体」が、臭いものに蓋をするのではなく、真摯に見つめていくべきだと思う。

克服のメソッド（10）認知のノート

「夫をもう傷つけたくない」と決めてから、私は、二度と死のうとしてはいけないと心に誓った。

だけど、と思う。これまで、あんなにも自殺未遂をしてきた私が、どうすれば、死のうとすることを回避できるのか。

それを体得するために、様々な本を読んだ。

その中にあった、「自分の感情を自分で分析し、自分でコントロールしていくための記録」が、私が付けはじめた「認知のノート」と呼ぶノートだ。

これも、どんなノートでも良い。持ち運べると、さらにいい。

これは、自分が衝動的になってしまった時や、パニックに陥ってしまった時などに、心に「待った」をかけるノートだ。

同じように感情をノートに記すのだけど、前述した「何でも書いていいノート」とは、書き方が大きく違う。紙の上で、自分の心の変化を分析するのだ。

書き方を、私自身の記述とともに紹介する。

まずは、ショックを受けたり過剰反応した時、そのきっかけとなったことを書く。

【きっかけ】

今朝、出したメールの返事が来ない

次に、そのことでしてしまった反応を書く。

【反応】

私のメールが先方を怒らせたと思った

私なんて死んだ方がいいと思って、自殺未遂をしようとした

次に、その時、自動的にわきあがった思考を書く。

【自動思考】

私は何をやっても、人の心を害させる

きっと、先方も、両親のように私を捨てる

次は、ここまでの書き込みを見たうえで、もっと合理的な見方はできなかったか考える。

【合理的思考】

先方も忙しいだけかもしれない

別のことをして、ゆっくり待てばいい

最後に、その後、どうなったかを書く。

【その後】

夕方には「返事が遅れてすみません」とメールがあった

考えすぎだったようだ

最初のうちは、まず自動思考が頭に浮かんでしまい、ネガティブな感情にとらわれ、最悪の行動を起こしそうになったけれど、踏ん張って合理的思考を書けるようになると、そこに抜け道ができる。

そして、その訓練を繰り返しているうちに、自動思考をすっとばして、合理的思考を考えることができるようになった。これで、無駄な妄想で衝動的な行動を起こすことがなくなった。

さらに、書き溜めていくことで、後々同じような状況に陥った時の、自分だけのかけがえのない教本にもなるのだ。

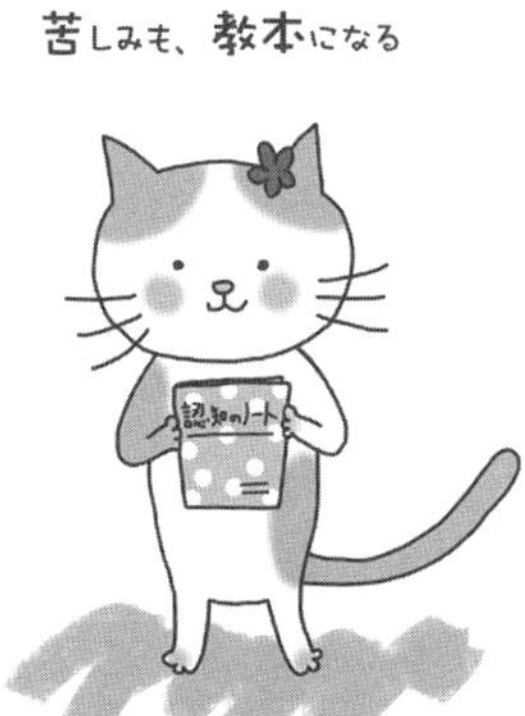

文献

各注で示した精神疾患の解説は『よくわかる臨床心理学　改訂新版』（下山晴彦編、ミネルヴァ書房、二〇〇九年）より引用紹介した。

（＊1）吉村麻奈美「摂食障害」（同書 P. 84-85）
（＊2）榎本眞理子「不安障害」（同書 P. 78-82）
（＊3）原田杏子「パーソナリティ障害」（同書 P. 90-91）
（＊4）森田慎一郎「気分障害」（同書 P. 92-93）

〈1〉堀越勝（二〇〇六）「強迫性障害」坂野雄二・丹野義彦・杉浦義典（編）『不安障害の臨床心理学』東京大学出版会
〈2〉デビソン、G. C. ほか　下山晴彦（編訳）（二〇〇七）『ライフサイクルの心理障害』誠信書房

第2章　夫・咲生和臣の視点

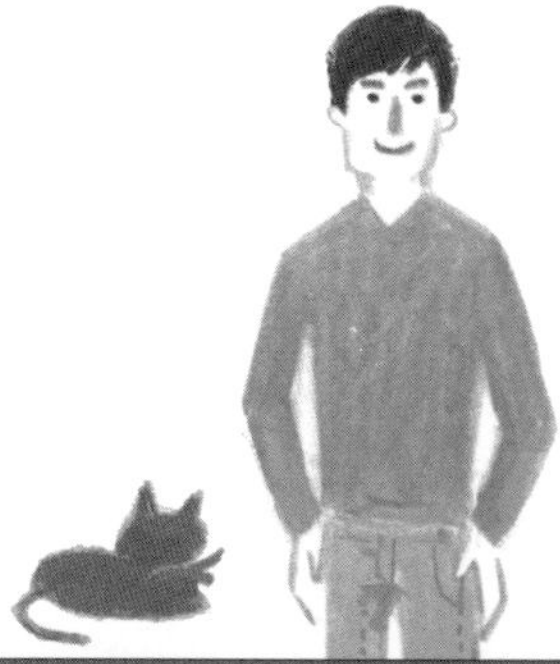

発症と戸惑い

はじめてセリがおかしくなっていった時のことを聞かれる度に思う。

「とにかく、わけがわからなかった」と。

どうして暴れているのかがわからない。どうして「捨てて」というのかがわからない。理由がわからないものだから、僕は、その度彼女に「どうして?」と聞く。だけど、彼女も答えられる余裕もなければ、そもそも、そうなってしまう理由もわからなかったようだった。

話し合おうにも話にならず、いつも、暴れるセリを取り押さえて、力尽きた彼女が眠りにつく。それの繰り返しの毎日だった。

そんな状態なのだから、どこかおかしいと思いそうなものだけど、僕は違っていた。

そもそもの出会いが、お互いに演劇をしていたということもあって、僕たちの周りには個性的な人間が集まっていた。だからセリのそれも、その延長線上にあって、「病」という認識には思い至らなかった。

それでも、暴れたセリが観葉植物を振り回し、部屋中を土だらけにした時には、さすがにげんなりした。当時、僕は映像カメラマンとして働いていて、その機材が家に積み重なっていた。生命線とも呼べる、日々の糧を得るための仕事道具の精密機械が土まみれ。暴れ疲れたセリは寝ている。やりきれない思いを抱えながら、ひとり、部屋を片付けた。

「いつまで、こんな生活が続くのだろうか……」

未来が見えず、気が重く、精神はしだいに疲れ切っていったように思う。

「別れたいと思ったことはありませんでしたか?」

これは、これまでいくつもの相談や取材でも投げかけられた質問だが、その点に関しては、僕の答えは今に至っても一貫して「NO」であると言える。

セリとの付き合いは、辛い時もあれば、楽しい時もあった。ただそれが少し人よりも極端に振れるだけ。病気だとか障害だとかは関係なく、多かれ少なかれ人付き合いとはそういうものだと思っている。

そしてこれも不思議がられることが多いのだが、セリが過去、風俗で勤めていたということを聞いた時も、正直何とも思わなかった。

それはあくまで、自分と出会う前の話。もしも、出会ってから「風俗で働きたい」と言われたら、それは「待って」となるだろうけれど、そうでないものは関係ない。こだわる方が、僕にとっては不自然なように思う。

ほかにも、セリに言わせると、僕は、過去というものへの執着がほとんどなく、それはセリにとっても救いになった部分が多かったらしい。

過去といえば、彼女の幼少期の両親から受けた精神的虐待についてもそうだ。僕と出会った彼女がまだ10代の頃、会話の流れから自然と子供の頃の話が出た時、セリはその頃のことを驚くほど思い出せないことが多かった。思い出そうとすると、頭にもやがかかったようで、何もわからなくなるのだという。

「覚えていない」というセリに対して、正直、「いやいや、まさか」と思いながらも、「きっと、話したくないことがあるのだろう」と深く追求することはせず、その都度「セリはきっと博士に作られたサイボーグセリちゃんなんやな」と、二人で笑ってオチをつけていたのを覚えている。

そんな中、今でも強く記憶に残っているエピソードがいくつかある。

セリが珍しく、彼女の父の話をした時のこと。彼女の語る父の酷い言動に僕はごく自然に同調し、「それは酷いな」と憤った。だけど、共感されたことを喜ぶかと思ったセリは、そんな僕に対して「そんなことない！」と語気荒く怒りを露わにした。僕は、「何を間違ったんだろう」と驚き戸惑った。今ならそのアンビバレントな感覚も、幼少期の愛着に起因するものであると理解できるが、当時はそんな彼女の豹変ぶりに困惑した。

ほかにも、セリが外出先で故意に水をかけられたという話を聞いたことがあった。僕は当然、その相手の理不尽な振る舞いに対し憤った。だけど彼女はそれで救われたかというと、むしろ怒る僕に対して恐怖心を抱いてしまった。

たとえば他者に嫌なことがあった時、その気持ちに寄り添い、共感することは大切であると今も思う。ただ、同じ状況であっても、それに「怒り」を感じるのか、それとも「悲しみ」を感じるのか、感じ方は人それぞれである。

にもかかわらず、当時の僕は、自分とは異なる彼女の気持ちを、無意識のうちに自分のものさしで測り、それに当てはまらなかったセリに対して勝手に困惑していた。

そんなことは、度々あった。

精神科では治せない？

基本的に、物事に対して深刻に悩み込まない性質だった僕は、セリからはじめてメンタルクリニックを受診したと聞いた時も、「そうなんや」と思っただけだった。良くも悪くも、僕は精神の病気に対して偏見もなければ知識もなかった。この時のセリの言葉も、「風邪をひいたので内科に行った」と同じような感覚で受け止めていた。

ただ、その時の医者の対応には納得のいかないものを感じ、「これからは一緒に来て」と言うセリの言葉に従った。これも、自分から前向きにというよりは、「セリが言うから」という受け身の姿勢だった。

一緒に行った精神科でも、言われるがままに待合室で待った。戻ってきたセリに、「うちでは手に負えないと言われた」と伝えられて、遅まきながらはじめて「思っていたより重症なのかもしれない」と思いはじめた。楽観的に「個性」の一言では片付けられない問題なのかもしれないと。

その後、いくつものメンタルクリニックめぐりがはじまった。そして新たなクリニックを訪れる度に、僕の中には精神科への不信感がしだいに募っていった。外科や内科とは異なり、病院ごとに言うことがあまりに違う。だけど、「病気になったら、病院で治してもらう」という意識しかなかったため、二人で「良い病院」を探し続けるよりほかに道がなかった。

その時も、僕はセリに合わせるという一貫した態度をとった。セリが、「この病院は嫌だ」と言えば、「そうか」と思ったし、病院を探し疲れた彼女が「もうここでいい」と言えば、「そうか」と受け止めた。

僕は常日頃、なるべく相手の意向を尊重したいと考えている。だから、当時すでに病気を患い判断能力の乏しくなってしまったセリの意見をも尊重してしまった。必要以上に他者が当事者の言葉に口を出すことにはやはり抵抗はある。しかしこの時ばかりは当事者任せにせず、僕の意見も伝える必要があったのではないかと後になって思う。

精神安定剤と睡眠薬の依存で、薬が切れると震え出し、反動でより一層激しく暴れ出す。素人の自分から見ても悪化しているとしか思えなかったものの、専門家である医師への盲目的な信頼が判断を鈍らせた。

日に日にやつれていくセリを見ていても、「薬を飲んで落ち着くと本人が言っているのなら」と受け入れた。

「夫が自分を尊重してくれる」。その点だけでいうと、セリは心強かったと言うけれど、まったく解決にはならなかった。

そんなことが積み重なった末に、小さなクリニックではなく、大きな病院であれば違うかもしれないと訪れた、この地域でも有名な精神科病院でのこと。

メンタルクリニック難民となり、藁にもすがる思いで訪れた病院だっただけに、最初にかけられた「大丈夫、治りますよ」という医師の力強い言葉に過度の期待をしてしまったことも、かえって良くなかったのかもしれない。

そこで行われたのは、患者個人を看るというよりは、「エビデンス」という言葉を乱用し、教科書に書かれた内容を頑なに遂行しようとするかのような治療だった。

医師が患者の一挙手一投足にブレてしまってはいけないのはわかる。しかし、患者の言葉に耳を傾けず、杓子定規な治療をただただ押し付けてくるだけの医師の姿勢には、疑問をもたざるをえなかった。

薬の副作用による頭痛と嘔吐で苦しむ彼女を見て、僕ははじめて「やめた方がいいんじゃないか?」と切り出した。

それでもセリは、「2週間したら効くから。あと4日だから」とこらえた。だけど結果、2週間経っても改善せず、医師はあっさりと別の薬に変えることを提案した。誰にでも合う特効薬がない以上、今後もこのような手探り治療を繰り返していくよりほかに手はないとのことだった。

現代の精神医学では、そのような治療法しかないのかもしれない。しかしそれは、少なくともセリに合っているとは思えない治療法だと僕たちは感じた。そして、僕たちは、精神科めぐりをやめた。

セリがあいを拾って帰って来た時のことも、僕はその他の事柄と変わらず受け入れた。キャリーケースの中から生ゴミのような異臭を放つ猫を見た時には多少の戸惑いはあったものの、嫌悪感はまったくなかった。当然、セリの行為を責める気持ちなどまるで生まれなかった。

セリは、酷い時には精神状態の不調から身を起こすことができない日も少なくない。拾ってしまったものの、猫の世話ができない日も多かった。だけど、それに対しても特に何も思わなかった。

あいと過ごす時間、世話をすることに対しても苦はなかった。僕は、前向きにあいと遊んだりはしなかった代わりに、のんびり一緒に昼寝を楽しんだ。あいのゴロゴロという寝息が心地良く、甘えるあいをしだいに愛おしいと思うようになった。もともと動物が好きだったということもあっただろう。

だから、後にセリが自分自身とあいのことを「厄介者が厄介者を拾った」と感じ、死ぬことまで考えていたと知った時は驚いた。そんな風に追い詰められていたことにも気づいていなかった。

それでも、一緒にいることを選んだ

そんなボロボロの最中、僕たちは籍を入れた。「なぜ、こんな時に？」と、お互いに今思い返してもはっきりとは思い出せない。

ただ思い当るとすれば、僕たちは二人とも、共通して結婚や入籍にはあまり興味がなかった。当時、同棲していた僕たちは、別にこのまま一緒にいられればそれでいいと、特に結婚の必要性を感じてはいなかった。

しかし、僕の父親は（今思えば当たり前のように思うが）違っていた。「お前は良くても、相手のご両親が手塩にかけて育てた娘さんに対して、そんないい加減な態度は許されない」と、ことあるごとに言い聞かされた。

そもそも興味がなかっただけで、殊更に入籍したくないと思っていたわけでもなかった僕たちは、「じゃあ籍を入れようか」となったのだと思う。

こだわりがないものだから、僕もセリも、ジャージのような格好で区役所に入籍届だけ提出した。

だけどその帰り道、セリは車の中で思いつく限りのラブソングをごきげんに歌っていた。開け放した窓から、初春のまだ冷たい風がほほをかすめる。祝福するような大きなオレンジ色の夕日が、ビル群に沈みながら、世界を金色に染める。ぎりぎりの生活の中、この時、確かに僕たちは幸せを感じていた。

結局、あいの里親は見つからず、二人で飼うことに決めた。最初はペット可の賃貸住宅を探していたが、なかなか思うような物件が見つからない。そこで二人で話し合った末、いっそ家を購入してしまうという案に至った。

とはいえ、これまでの人生で最大の買い物。いざ家の購入を決めてからも、僕は持ち切れないほど不安でいっぱいだった。

あいを世話していたアパートからの帰りの夜、何度か、買うことになった家の前までひとりで行った。煙草を一本吸って、家をぼうっと見上げる。紫煙が、まだ外灯も少ない真っ暗な空へ吸い込まれていく。

これからやっていけるのか。駄目になったら、比喩ではなく首を括ることになるのだろうか……。だけど、僕が死ねば残りのローンは支払わなくていいという契約内容だったことが、最終的に購入の決め手となった。

これが、セリをきっかけに僕が「死」を意識した、最初の出来事だったのかもしれないと思う。


当時、僕は外注のカメラマンを生業としていた。贅沢をしなければ二人の生活を支えて行けるだけの収入も得ることができていたこともあって、セリが家で仕事をはじめてからも、収入面でそれをアテにすることはなかった。

だから、セリが仕事でストレスを溜めているのを見ても、「辛ければ辞めればいいのに」と、あまり重く考えてはいなかった。

家に帰ると、不機嫌なセリがいる。原因がわかればいい。ところが大抵の場合、本人もなぜこんなにも追い詰められているのかわからず、理由を聞いても答えてもらえないことがほとんどだった。

それでも、何か嫌なことを溜め込んでいるものだから、八つ当たりのようにわざと僕の嫌がることを言う。人が変わったように罵声を浴びせる。その都度、僕は悲しくなったし、うんざりもした。

幸せが待っていると漠然と思いを馳せた結婚生活も、言い争いや、暴れるセリを止めることに終始した。一生このままなのか、と思うとやり切れなくなり、深夜の車の中で、「あーーーーーー!!!」と奇声を発するくらいは追い詰められていた。

やがて、セリは薬を絶った代替えに酒量が増え、アルコール依存症状態となった。飲んでいると機嫌がいい。そのため、僕もセリがお酒を飲むことを止めなかった。

ただ、何かのきっかけで突然キレ出すと、歯止めが利かなくなる。苛立ちを僕にぶつける。

僕も、僕とは関係のない苛立ちをぶつけてくるセリに、正論で「それは俺のせいじゃないやろ」と返した。が、それが彼女の怒りに拍車をかけた。言い争いから、かつてのような暴力にまで発展した。

暴力は僕に対してだけではなく、時としてセリ自身にも向けられる。最初は自傷の痕を見る度、傷同様にえぐられるようだった気持ちも、繰り返される度に麻痺していった。

唯一救いだったことは、二人とも翌日までは持ち越さなかったこと。

セリはお酒を飲んでのことはほとんど覚えていなかったし、僕も、一晩寝たら、ある程度気持ちをリセットできる気質だった。だからこそ、同じようなやりとりが、何度も繰り返されてしまったともいえるのだが。


そんなセリが、「お酒をやめる」と決めた時も、僕は「チャレンジするのはいいんちゃうか」程度で、特に期待はしていなかった。僕の浅い知識でも、アルコール依存からの脱却は並大抵のことではないと知っていたこともあった。

またその頃から、現在も通院している精神科に通いはじめた。そもそもが酒を断ったために眠れなくなったため、酒に代わる睡眠薬が必要で通いはじめた病院ということもあり、前向きな治療の意欲もなく、セリは病院に行かないことも多かった。

そんな時は、僕がひとりで薬をもらいに行った。結果論となるが、幸いにもこれが功を奏したのではないかと今は思う。僕はそこで、セリの話を医師にする。その流れで、自分自身の話をすることも多々あった。

その都度医師は、僕の話に真摯に耳を傾けてくれる。僕がひとりで気持ちを抱え込まず、吐き出せる場所があるということ。ある種のカウンセリングのような形が、僕の中に幾許かの余裕を生み、セリへの態度も自然と優しくなっていけたように思う。

それでも、お酒をやめた反動で、セリはまた暴れるようになった。真夜中の雨の中、ベランダの手すりに足をかけ「殺せ」と叫ぶ。僕はまた、力ずくでそれを止める日々が戻って来た。

精神的にどんどん逼迫していき、思考能力がどんどん低下していく。ただ、今を乗り切ることで精一杯の毎日。

治るとも思えず、八方塞がりだった。

そんな折、病院で「境界性パーソナリティ障害」の診断が下った。

セリが、ずっと「自分はこれだ」と言っていた病名。病名の告知が必ず良い結果に結び付くとは限らない。でも少なくとも、セリは腑に落ちたようだった。その診断をきっかけに、セリの医師に対する信頼が芽生えたようにも思う。

その頃から、「生まれなおしの儀式」をはじめた。

『みんな、セリちゃんに会いたいよ』

『生まれてくれてありがとう』

子どものような顔で、嬉しそうに身を起こすセリを見ながら、「ずっと、こんな子ども時代を過ごしたかったんだろうな」と感じた。

俺だって、死にたい

そんな矢先、あいが死んだ。

喪失から重いうつ状態になったセリは寝たきりになり、家のことも何もできなくなった。

当然、僕が仕事から帰ってきても、家が掃除されていることもなく、食事が用意されていることもない。

ただ、それ自体は平気だった。病気になったのはセリのせいじゃないのだから。

辛かったのは、自分とは関係のない話で、理不尽にずっと僕が責め立てられることだった。

仕事のこと。人とのかかわりのこと。なかでも耐え難かったのは、あいの死について、「私ほど悲しんでない！」と咎められたことだった。積もり積もった気持ちがあふれ、「じゃあ、俺は悲しんでないって言うんか！　俺が悲しんでないって何でわかるんや！」と、声を荒げた。

それでも、セリは責め立てる。毎日のように口論になり、最終的には「死にたい」と喚き散らす。もう、うんざりだった。

家に帰るのが嫌で、仕事が終わっても、同僚と過ごす時間が増えた。悩みを抱えている同僚の話を聞き、アドバイスをする。そこには「自分が役に立っている」という達成感をもつことができ、セリといるよりずっと癒された。セリといると、自分の無力さを痛感するだけでなく、理不尽な罵りに耐え続ける日々。正直限界だった。

そんなセリも、徐々にうつ症状が進行し、しだいに怒る元気もなくなり、ただ一日中涙を流し、横になるようになった。言葉を発することができる時は「死にたい……」と泣く。

それを見て、僕も涙を流した。「可哀想だ」と。

まるで、猫が病気で死ぬほど苦しんでいるのに、何もできないように。セリを死なせてあげた方がいいんじゃないかとすら思った。

二人で、毎日、泣いていた。

その頃から、僕の中にも希死念慮が生まれた。飼っていた数匹の猫をすべて看取るまでは生きると決めていたものの、リビングの吹き抜けを見上げながら、ふいに思っていることに気づく。

「ここに首を吊ったら死ねるんかな……」

日々、死にたい気持ちとの闘いだった。

だから、セリの最後の自殺未遂、団地から飛び降りようとした時も、家から出て行くセリを止める元気はなかった。生きるか死ぬかは半々。帰ってこない彼女を待ちながら、変に冷めた頭で、僕はこれからの生活のことをぼんやりと考えていた。

僕には、自分たちの勝手で飼いはじめた猫たちを看取る責任がある。それだけがずっと、いつ崩れ落ちてもおかしくない精神状態を支えていた。

その、最後の自殺未遂以来、セリは、自分の病気を治そうと決めた。

日々、境界性パーソナリティ障害や双極性障害の本を読み、良いと思われる治療法を実践し、暴れそうになってもそれを必死でこらえる。

僕は、そんなセリを見ながら、ひょっとしたら……と思いはじめた。

彼女は、お酒に関しても「やめる」と決めて、以来一滴のアルコールも口にしていない。誰かに言われたからではなく、本人が自ら決意したことは、やり遂げるんじゃないか、と。

そしてその変化は、今も続いている。

彼女は暴れそうになっても必死でそれを抑え、僕に対しても、理不尽に当たることを一切しなくなった。ストレスが溜まったら、相手に伝わる形で弱音を吐く。薬物療法も取り入れ、気分の波は目に見えて減った。

これまでの苦しみがすぐにすべて消えるわけではなかったけれど、それは、僕の負担をずいぶん軽くした。

何気ない時に、セリが見せる笑顔。二人でこじゃれたカフェに行き、「おいしいね」と微笑みあう。ショッピングモールを意味もなく探索し、小さな贈り物をする。穏やかに流れる時間。

それでも、今でも時として彼女は、希死念慮が湧き上がることがあるらしい。ある日のこと、「もう耐えられない」と、また死を渇望した。そして言った。

「死ぬ前に、回らない寿司を存分食べに行こう」と。

そして、僕たちは、デパートのレストラン街にある一軒の寿司屋に入った。カウンターに座り、「私がおごるから、なんでも頼んで。お金、残ってたって仕方ないし」とセリは投げやりな顔で言う。

僕は、特に寿司が好きというわけでもなかったので、注文はセリに任せた。値段の書かれていないメニューを片手に彼女は、ウニだとか、トロだとか、次々と頼んでいく。

流石にお腹がいっぱいになった彼女は、会計を頼んだ。しめて4万円。渡された伝票を前に、セリは財布を開き、そして言った。

「あの……カードでもいけますか?」

まさか、ここまでかかると思っていなかったのだろう。

寿司屋を出て、僕たちは店員さんから見えなくなるまでしばらく歩いた。すると、セリが笑いながら噛みしめた。

「だめだ。4万円も出ていっちゃった。これは、元をとらなきゃ死ねない」

よく言われる言葉だが、「死にたいは生きたいの裏返し」という言葉のとおり、ひょっとすると彼女は、自分でも無意識のうちに、生きるために寿司屋に行ったのかもしれない。

セリの病気は完治したわけではない。一生付き合っていかなければならない、治る類のものでもないのかもしれない。

だが、今振り返っても思う。病院も薬も、そして周囲の支える人間ですらも、当事者が受け身では改善するものではない。

本人の強固ともいえる決意、決して折れない強い意志があってはじめて、それらは意味を成すものなのだと。

それがなければ、周囲がどれだけサポートしても変わらない。

ただ、本人に「気づき」のきっかけがあれば、嚙み合わなかった歯車は、少しずつでも回りはじめるのではないかと、そう思う。

もう一度、夢を抱く

やがて、セリが心の病関連の講演などもするようになったある日、僕も、「境界性パーソナリティ障害」の家族会から講演の依頼を受けた。最初は躊躇した。「セリは、自分がサポートに回ることで落ち着いてる。僕が目立ったりするのは嫌なんじゃないか」と。

だけど、セリはむしろ乗り気で、講演することを勧めた。二〇年近い年月を経て、「自分は、セリの影ではなく、自分のために生きてもいいのかもしれない」と思えた瞬間だった。

講演をするなら——と、講演前に民間のカウンセラーの資格を取った。勉強は楽しかった。今思えば、初歩の初歩。それだけでは実践ではおよそ役立たないだろうというものだったけれど、ずっと受動的に生きざるをえなかった生活の中で、それは大きな変化となった。

講演が無事終わり、今度は、心理士の資格を取るために、通信の大学に通うことを決意した。

今までの知識では、役に立たない。でも、さらに学びを深めれば、役に立つかもしれない。それは、もちろん、セリの病気に対してだった。

ただ、残念ながら思い通りにはいかなかった。

どれだけ学び、知識を深めても、「カウンセラー」と「家族」は全然違う。請け負う部分も。接し方も。

カウンセラーとクライエントは、一定の距離感を保ってこそ成り立つ。身内となると、距離感をとるのが難しい。

何よりセリは僕に、カウンセラーとしての対応を求めてはいなかった。ただ、傍にいて、愛して、包み込んでほしかっただけなのだ。

セリと同様、今もなお、僕の中にも希死念慮がある。猫を看取るまではと思いつつ、それすら投げ出したくなることもある。

これは偏に、長い年月をかけて、「死にたい気持ち」に飲み込まれていったからだろう。

セリは言う。

「私と出会わなければ、和臣は心を病むことはなかった」

「死にたいと思うこともなかった」

「私のお守りをする生活ではなく、子どもでも作り、幸せな家庭を作っていたかもしれない」

そう思うと、罪悪感でいっぱいになるのだと。

僕の苦しむ姿を見るたび、自分なんて死んだ方がいいんじゃないかと思い、僕が、今この瞬間も、死の衝動と闘っているのが痛いほどわかると詫びる。

だけどその度、僕は言う。

「どんな人と一緒になっても、苦しみはあると思う。俺は、セリと一緒にいたい」

その都度セリは、僕を病に陥れてしまった分、これからは支える側に立つのだ、と決意を新たにするのだそうだ。

淡い想いとしては、いつの間にか僕が片付けている「見えない家事」に、今よりほんの少しでも目を向けてもらえるとありがたくはあるのだが。反面、「何もできない自分でも愛される」という表れと考えれば、それも悪いことばかりではないのかもしれない。

自然にこの命が尽きるまで

そんな中、2年ほど前の話になるだろうか。一匹の猫、イレーネとの出会いがあった。飼い主の方が急死され、行き場を失った5匹の猫のうちの一匹だった。動物愛護団体に保護されたその子は膀胱麻痺ということで、圧迫排尿などをしてあげなければ命にかかわるとの話だった。

セリはその話を聞いた際、その猫を引き取りたいと言った。

しかしその子は先述のあいとは異なり、今まで世話をしたことがないような難病の持ち主。この時すでにわが家には9匹の先住猫がおり、僕は仕事と勉強に加え、彼女が不意にやりたいと言いはじめた舞台の出演も断り切ることができずに引き受ける形となっており、いっぱいいっぱいの状態だった。

何より、これまでの経験を振り返ると、セリが猫の世話を完璧にするとは考え難い。現に8割方、仕事も家事も猫の世話も、僕が行っているのが現状だ。その猫を気の毒に思う気持ちはわかるが、それだけでどうこうできる状況ではなかった。少なくとも、僕は。

そこで僕は彼女に伝えた。「今、これ以上やらなければならないことが増えると、僕は死ぬかもしれない」と。その言葉に一旦は気持ちを飲み込んでくれたセリが、再び「やはり猫を引き取りたい」と申し出てきたのは、わずか半日先のことだった。

猫の命を軽んじるつもりはない。だが、自分の命を引き合いに出した僕の発言の重みは、セリの中では一匹のまだ出会ったこともない猫以下なのだと思い知った瞬間だった。

結局押し切られる形で引き取ったイレーネの世話は、こちらの提供した環境が良かったのか、必要と診断されて行った手術後のケアが良かったのか、圧迫排尿などを必要とすることはなく、予想よりは命の心配をせずに済むものだった。

だが案の定、8割方の世話は僕がするハメになるという予想は的中した。

イレーネの麻痺した膀胱は、緩むと尿がこぼれる。眠っている時のおねしょは言わずもがな、相性の悪い先住猫に追い掛け回される度に、家中おしっこだらけになった。

僕は取り立てて潔癖というわけではない。が、汚いものが平気というわけでも決してない。掃除も洗濯も、汚れた状態にいる方がストレスで、自分以外にやる人間がいないからやっているに過ぎず、決して好んでやっているわけではない。

想像に難くないと思われるが、糞尿の臭いはキツイ。ことに猫のそれは独特の強い臭気を帯びている。糞尿にまみれた部屋の片付けをしている時には、やはりやり切れない気持ちに襲われる。

おしっこでダメになってしまうクッションを取り払い、夜はペットシーツでくるんだマットレスの上で、僕はイレーネと一緒に眠る。そして今以上の症状の改善は見込めないため、イレーネがその天寿を全うするまでこの状況は続く。

だからといって、僕はイレーネを嫌いに思ったことは一度もない。そんな状態にイレーネが好んでなったわけではない。イレーネが悪いわけでは決してない。

そんな思いが伝わるからか、イレーネは僕によく懐いている。できれば死ぬまで、このままご機嫌に過ごしてもらいたい。

イレーネとセリが、僕の中で重なる。共に完治の見込みが薄い病を患い、そしてどちらも彼女らのせいで病を患ったわけではない。別れようとか、捨てようなどと思おうはずがない。彼女らは、何も悪くはないのだから。

イレーネが天寿を全うし、お別れの刻を迎えた時、多分僕はこの世の終わりのようにわんわん泣くだろう。でも多分同時に、ホッとする気持ちもあるんじゃないかと思う。もう汚物の処理に追われることはないのだと。柔らかいベットで眠ることが許されるのだと。

セリが、幼少期に渇望しつつも手に入れることができず、大人になってようやく手に入れた僕という安全基地を手放したくない気持ちはよくわかる。でもそれは同時に、彼女がそこから巣立つことができないだろうという確信でもある。

愛しているかと問われたら、もちろん愛しているだろう。が、やはりそこから解放された時、身を切るような寂しさと同時に、きっとホッとするんじゃないかと思う。

ひょっとすると、僕を失った後、彼女は止まっていた成長への一歩を踏み出すことができるかもしれない。

もしくは絶望してその気力は芽生えないかもしれない。

だが、意外としたたかで逞しい彼女の一面を僕は知っている。一時は悲しみに飲み込まれたとしても、きっとその先に進むことができるのではないかと、ふんわりと思う。残念ながら、その一歩を踏み出した彼女を見ることができる日が来るとは思っていないのだが。

では彼女と共に過ごした（そしてこれからも共に過ごしていくであろう）人生は、不幸の連続だったのか？　僕はまったくそうは思わない。

恐らく彼女と出会わなければ、僕はこんなに沢山の可愛い猫たちに囲まれて暮らす生活を送ることはなかっただろう。

こんなにもくつろげるマイホームを手に入れることもなかっただろう。

元来勤め人気質であったと思われる僕が、自営業に身を投じることもなかっただろう。

そのすべては、セリと共に歩んだ人生だからこそ、今ここに在る。

僕は今歩んでいる、その他には変えられない、唯一無二の人生に十分満足している。

境界性パーソナリティ障害だけではない。双極性障害、強迫性障害、不安障害……。様々な障害を抱える当事者とその家族である僕たち二人は、これからも綱渡りのような人生を歩んで行くのだろう。

振り返れば随分と回復したといえるセリは、それでも今尚、僕という安定剤に大きく依存している状態だ。僕が傍にいることで安定はするものの、僕が傍にいない時、僕が別の部屋で仕事を行っている時などは、同じ家の中にいるにもかかわらず不安になり、大きく精神のバランスを崩す。

願わくば、いつの日か子供が親元から巣立つように、自らの足で立つ日がくればと思う。互いに、自ら命を絶つことなく、自然にこの命が尽きるその時までに。

第3章

【夫婦対談】自己否定からくる心の病を共に生きて

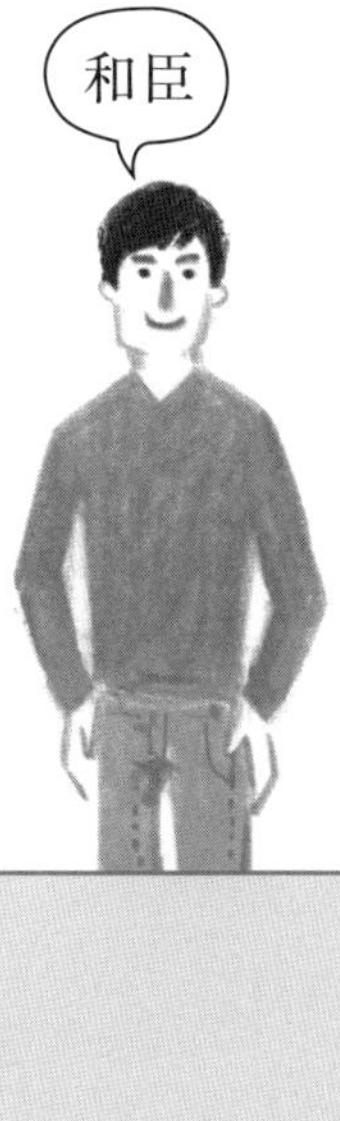

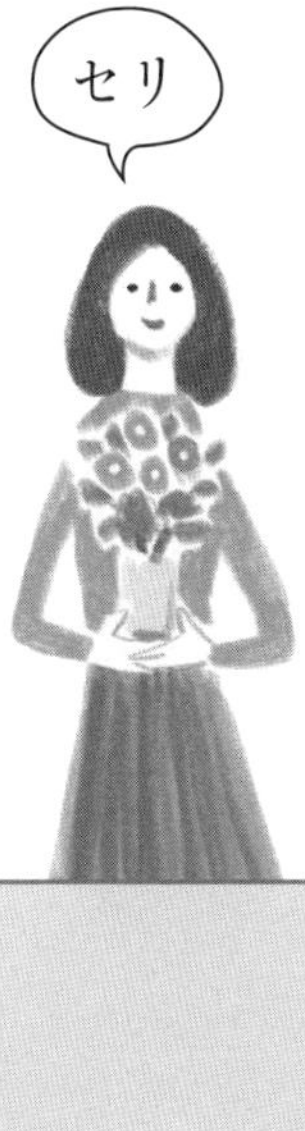

ここからは、妻・咲セリと、夫・咲生和臣の、病気や私生活についての対談ができればと思います。

――無理に生かそうとは思わなかった

妻（以下セリ） それでは最初に、私が境界性パーソナリティ障害をはじめとする心の病になって、一番つらかったのは、いつ頃？

夫（以下和臣） うーん、辛かったのは、ずーっとと言えば、ずーっとだったなあ。

セリ 出会ってすぐから？

和臣 いや、同棲をはじめて、症状が明確化していってからかな。出会ってすぐの時は、遠距離で会う回数も少なかったこともあって、セリは症状が出なかったよね。これは、セリの幼少期の体験からきてるんだろうけど、なんでも合わせてくれて、「こんなに気が合う人がいるんだ」と思った。

セリ 確かに、私は子どもの頃から親の顔色を窺って、嫌われないように演じてたから、それはあったんだろうね。

和臣　だから同棲をはじめて、セリが暴れたり、自傷をはじめたりした時も、最初はわからなかった、何が起こってるのか。日々、わからないわからないの積み重ねで。

セリ　殴られたりしても、つらくなかった？

和臣　やっぱりエスカレートしてきた時は、つらいというより、「なんで？」って思ったなあ。で、病気だとわかって、病院に行ったじゃない？　でも、それも病気に対する認識がないから、わからなくて。最初は、「セリが行きたいなら行けばいいか」くらいにしか受け止めてなかった。

セリ　最初は、私、ひとりで病院に行っていたもんね。

和臣　うん。とはいえ、「病気なら治せる」って希望がもてた時は救われた。でも、その分、病院めぐりもうまくいかなくて、治る見込みがないと思いはじめて、八方ふさがりになった時は、つらかった。

セリ　一生、もしかして、このまんま、みたいな？

和臣　そうそう、お先真っ暗みたいな。セリはいつが辛かった？

セリ　私も、同棲して症状が出はじめてからは、つらいっていうより、わけがわからなかった。「死にたい」時は、「死にたい」って気持ちだけで、「つらい」ではない。自分を制御できなくて、困ってたっていうのが一番にあった。和臣のことを思いやる余裕もなかったしね。激高して、冷めたら「申し訳ない」と思うかというと、そうじゃなくて、「こんなことしたら捨てられる」って怯えた。

和臣　自分が中心なんだね。

セリ　うん。周りが見えない。和臣は、どうだった？

和臣　家族の立場からすると、日々、暴れたり、「死にたい」って叫ばれたりする時は、やっぱり巻き込まれて、俺まで死にたくなった。でも、自殺するっていうパワーもないし、能動的にもなれない。生きてる意味がわからない無気力みたいな感じかな。どうでもいい。死ぬんなら死んでもいい、みたいな。

セリ　そうかあ。私の「死にたい」をうつしちゃったんだね。

和臣　どれくらい前かな、北朝鮮のミサイルとかあったじゃない。あれが本当に飛んできて、全部、消し去ってくれたらなあとか思ってた。

セリ　北朝鮮のミサイルって、これ、書いていいのかな（笑）

和臣　痛かったり苦しかったりするのは嫌なんだよね。自殺は、猫を遺しては実行できないから、ミサイルで瞬間的に全部消す。世間で言う「消えたい感情」なのかなー。

セリ　受動的に「死にたい」があったんだね。まあ、これは救いになるかわからないけどさ、私、今はしあわせなんだよね。症状も落ち着いてるし。だから、自分から聞いたものの、過去のつらさって、もやがかかってるみたいで、思い出しづらい。

和臣　わかる。事実は覚えてるんだけど、その時の気持ちはわりと忘れてる。

セリ　つらかったはずなんだけどね。その時は、感情を制御しようとするのに精いっぱいで、振り返っても思い出せない。

和臣　当事者は感情を抑制できないし、家族は巻き込まれてるしね。

セリ　でも、自分の好きな人が「死にたい死にたい」って言ってたら、つらくない？

和臣　最初は、どうにかしたい気持ちでいっぱいだったよ。セリが、あいを亡くして寝たきりになった時、「死にたい……」って毎日、泣いてたじゃない？　本当にかわいそうで。なんとかしたいと前向きだった。でも、だんだん麻痺してきて、そう考える力も奪い取られていく。そんなに死にたいんなら、死んでもいいのかなあとか。

セリ　死んでもいい、かあ……。

和臣　ほら、猫が病気とかで苦しがってる時、無理やり生かすのって人間のエゴのような気がするじゃない。強制給餌とかしてチューブでつないで。それなら、俺は看取ってあげたいと思ってしまう。もちろんいろいろな考え方があるだろうけれど。

セリ　苦しんでる姿を見るのが、つらい？

和臣　無理に生かしてると思うことが、つらかったのかなあ。それに、「死にたい」って言うだけじゃなく、セリ、毎日のように暴れてたじゃない。あれを止めるのは、疲れた。家に帰っても、どうせ、また暴れるんだろうなあと思うと帰りたくなくて。会社にずっといた。で、何してるかというと、同僚の相談とか乗ってるんだよね。じゃあ、セリの相談に乗れよって言われそうだけど、でも、その方が、「自分が何かできる」「役に立てる」と思うことで、救われた。セリには無力感しかもてなかったから。

セリ　この頃から、和臣の死への欲求も明確化されていったよね。

和臣　うん。家でも、ふとした拍子に、吹き抜けとか見上げて「ここから首吊ったら死ねるのかなあ」とか考えるようになったな。

セリ　二人で、死の衝動と闘ってたんだね。でも、今、私は以前のつらさがらくになって、死にたい気持ちもなくなったわけじゃない。じゃあ、生き抜けてよかったって思わない？

和臣　それは、結果論だからな。これまでの10年以上の苦しみが消えるわけじゃない。

セリ　そうか。でも、なんで私たち、一番最悪の状態から抜け出せたんだろ。

和臣　それは、当事者主導だから。当事者が楽になると、周りも楽になる。そもそも、セリが抜け出せたきっかけはあったの？

セリ　やっぱり、薬の存在は大きかったね。勿論、自分に合う薬ね。気分のアップダウンが減って、振り回されないようになったから。それで自分で考えることができるようになったあとは、最後の自殺未遂で、和臣を傷つけていたことに気づいたから。未来が見えないほどに苦しめていたと知って、私はなんていうことをしてたんだって、周りが見えた。ふわって。まずは、和臣が見えた。「抜け出せた」って言うより、「何が何でも抜け出す」って決めたのかな。

和臣　……ありがとう。

——別れようと思ったことはない

セリ　でも、私、荒れはじめたのが、23歳くらいで、自殺未遂したのが33歳とかじゃない？　10年近くそんな状態だったのに、その間、別れたいって思わなかったの？

和臣　その質問は、取材でも講演でも、本当に多いな。基本的には、別れようと思ったことは一度もないな。

セリ 私は、何度も別れたいって言ってたよね。

和臣 うん。別れ話はいつもセリからだったよね。でも、俺は基本的に相手を優先するタイプだから、セリが「別れたい」って言ったら、悲しいけど「そうか」と受け止めたし、翌日、「やっぱり別れたくない」って言われたら、「じゃあ、続けよう」ってなった。

セリ あんなに最悪の状態だったのに、そばにいてくれたのはどうして？

和臣 話はちょっと変わるけど、入院も同じ理由で反対だったんだよね。離れることで、いい結果が生まれるイメージができなかった。

セリ でも、一緒にいると、しんどいじゃない。

和臣 そうかもしれないけど、別にセリはなりたくて、病気になったわけじゃない。たとえば、猫が重い病気になったとして、じゃあ捨てますか？　って、ありえない。ただ病気になっただけ。セリが変わったわけじゃない。「病気になったから別れる」はない。

セリ でも和臣的には、ミサイル望むくらいつらかったんでしょう？

和臣 うーん、ある種、共同体の気持ちなんだろうな。離れて楽になる、幸せになるイメージがない。だから、離婚するくらいなら、心中したと思う。猫がいるから、その選択はしなかったけど。

セリ　そうかあ……。

和臣　まあ、それと、自分の命の危険はいつも感じてたな。一度、パソコンしてたら、後ろからネクタイで首を絞められたことがあったじゃない？　それ以来、寝てる時も安らげないし、包丁で刺されることもあるだろうなあとか、それは仕方ないかと思いながら眠りについてた。でも、セリ、力ないし、へたくそだろうから、一息では逝けないだろうな、とか、痛いのは嫌だなあとか。

セリ　そんな覚悟してたんだ（笑）

――個人ではなく、パートナーや家族……皆の問題

セリ　話はさかのぼるけど、私、病院を7軒回ったじゃない？　それについてはどう思う？

和臣　皆、病気になったら病院に行くよね。うちもそうだった。でも、なんていうの、内科や外科は、腫瘍があったら、はい腫瘍ですね、って、どの医者も一致した診断をする。

でも、精神は見えないから、先生によって、言うことが全然違う。今の日本は薬物療法が基本だから、間違った診断をされたら、いくらその薬を飲んでも効かないわけじゃない。むしろ、悪化したりすることもある。そういうことをとても感じた。

セリ　それで思い出したけど、私が、「つらかった」ってはっきり言えるのは、自分にとって合わない病院に通ってた時だったわ。薬の副作用を訴えても怒られる。診察予定日より早く、しんどくなったから行ったら怒られる。

和臣　勿論、ひょっとしたら、その先生で良くなる患者さんもいるのかもしれないけど、セリには合ってなかったと思う。

セリ　それでいうと、今行ってる病院は私に合ってる。だけど、じゃあ、誰にでも「いいですよ」って紹介できるかっていうと違う。

和臣　それぞれ症状も個性も違うからな。自分が納得できるように説明をしてくれて、自分の症状、体調に合った処方の提案をしてくれる先生と出会うまで、しんどいけど、探すしかないと思う。

セリ　でも、合うかどうかって、一見ではわからないよね。私自身、今の先生を信頼できたのって、半年くらいかかったもん。

和臣　そうだな。

セリ　結局、自分の症状を理解して、病院に何を求めてるか、自分でわからなければ、探し出すこともできないと思う。

和臣　薬物療法を望んでいるか、望んでいないのかだけでも、全然変わるもんな。

セリ　私は、最初は薬は嫌だったな。でも、今の先生に、薬と人は「主従関係」で、人が「主」になれるなら、けっして悪いだけのものではないと言われて、納得した。

和臣　精神安定剤の飲み過ぎで、処方薬依存になってた時は、逆に「従」になってしまってたんだろうな。

セリ　とはいえ、私、勝手に、いきなり薬を飲むのをやめたじゃない？　あれは、今にして思えば、危険なことをした。処方量を含めて専門家の判断を聞くことが必要なことだったと思う。

和臣　確かに、信頼できる先生と共に、ちゃんと計画立てて減薬していくのがベストだよね。

セリ　そう、信頼できるって大事よね。私の場合の望む病院は、怒らない、話を聞いてくれる、上から言わない、決めつけない……みたいな感じかな。それによって、安心して、信頼できるようになった。

和臣 信頼できると、回復も早いよね。

セリ そういや、病院って、ひとりで行った方がいいのか、パートナーや家族も一緒に行った方がいいのか、どっちなのかを、よく聞かれるね。

和臣 うちの場合は、一緒に行ったよね。診察室にも一緒に入って。

セリ まあ、それはそれで、和臣の悪口を言いたい時は困ったけど（笑）

和臣 そういう時は、出とくよ。

セリ 気を使うよ（笑）でも、逆に、和臣に伝えたいけど面と向かって言えないことを、先生に話すふりして、横にいる和臣に聞いてもらってるっていう状態が良かった時もあった。

和臣 ちなみに、俺は、こと「境界性パーソナリティ障害」は、個人ではなく、パートナーや家族……皆の問題だと思ってるから、基本としては一緒に診察を受けたい。

セリ 私が行けない時も、和臣が面識あったら、診察もしやすいだろうしね。ってまあ、私の場合、本人がいなくても診察してくれる先生だったけど、それはＮＧって病院もあるよね。

和臣　そうだなあ。俺の場合は、セリのことを話しながら、自分たちの問題を先生に聞いてもらうことで、セリの延長線上に自分のことがあって、自分もケアしてもらえた。「それは大変でしたね」って言われるだけで、救われたし。自分も吐き出せる場所があったのは良かった。

セリ　なるほど。

和臣　よく言われることだけど、本当は薬物療法を主とする病院と、カウンセリングやセラピーは両輪で、併用できたらいいんだけどな。病院での診察はどうしても短くなるから、十分な心理療法は難しい。その点、カウンセリングとかは、50分とか60分とか、しっかり時間をとってもらえるから。とはいえ、病院もカウンセリングも合う合わないはあるよね。

セリ　まあ、私の場合は、カウンセリングなしで治ったよね。

和臣　セリの場合は、周りの人がその役割を担ったんだろうな。

――何を言っても必ず味方だって信頼できたから、話せた

セリ　和臣も、カウンセラーじゃないけど、自分のお母さんに相談したりしてたよね。

和臣　相談っていうか、愚痴かな。具体的にあったことをつれづれと……。

セリ　植木鉢で殴られましてん、とか？（笑）

和臣　それは言ってない気がするけど（笑）感情の起伏が激しいとか、「死にたい死にたい」言ってるとか、自分ではお手上げなこと。自分も追い詰められてたし、「俺も死にたい」とか言ったかもしれない。

セリ　お母さんは、どういう反応だった？

和臣　その都度、自分の体験談を交えたりして、思いを聞かせてくれたな。とはいえ特効薬はないからな。ただ、否定せず聞いてくれたのが有難かった。

セリ　悩みも、誰彼かまわず言ったら、傷つくこともあるしね。

和臣　信頼している人が聞いてくれたのは大きかった。何を言っても必ず味方だって信頼してるから、話せたんだと思う。

セリ　私も、和臣のお母さんには救われた。私は、自分の親を、あまり親と思えなくて、父は怖いし、母は弱いし、あまえた経験がないのよね。でも、うつ症状があった時、和臣の家に行ったら、お母さんが「セリさーん」って抱きしめてくれて、「つらかったね、がんばったね」って言ってくれて、涙があふれた。そのうえ、毛布にくるまって絵本を読んでくれて。私、30代だよ？　よくそんなことしてくれたなあと思う。

和臣　心理療法とか知らないはずなのに、セラピーみたいだよな。自己否定感や愛情飢餓感からくる病気は、中身は幼子だって言われてるし、セリの幼い部分を掬いとった対応がすごいと思った。

セリ　親に求めてたものが満たされたのかな。それで、うつっぽい症状が治った。幼少期の記憶を思い起こして、苦しみの原因を探る「ヒプノセラピー」ってあるじゃない？　あんな感じで、小さな自分を抱きしめられたんだと思う。

和臣　なるほどね。でも、親や義理の親に求められない場合もあるよね。そういう時は、パートナーや友達でもいいのかな。

セリ　いいと思うし、そんなふうに愛情をくれる人を増やすのはベストだと思う。病気になると、「強くならなきゃ」「弱い自分はだめだ」ってなりがちだけど、甘える先を増やすのはいいことだと思う。

和臣　甘えるって大事よね。

セリ　私の場合は、生まれなおしの儀式が、あの絵本と同じ効果を生んでるんじゃないかな。毎日、子どものように甘えることができて。だから、うちは、ダンナで補ってる。

和臣　ひとりで治そうとするんじゃなく、周りに頼ることが大事だね。

セリ　うん。家族や友人知人でもいいけど、それがだめなら、主治医やカウンセラーでもいいんだと思う。

和臣　次の診察までがんばろうと思えるだろうしね。

セリ　でも、そんなふうに周りに救われたりもするけど、逆に、されたら嫌なこともあるよね。

和臣　話をした時、説教されたりするのはきついな。ただ聞いてもらいたいだけなのに、「それは違うよ」とか言われたら。

セリ　「死にたい」って言った時の反応もそうだね。

和臣　本人の苦しみをくみ取れるようでありたいと、俺も思う。

──心の病になっても、「未来がないものではない」

セリ　話は変わるけど、私の病気の中のひとつ「境界性パーソナリティ障害」って、すごい印象悪いじゃない？　それだけじゃなく、ほかの心の病もだけど、「隠した方がいいのか」って相談をよく受ける。

和臣　確かに偏見は多いね。でも、セリは開示型だよね。

セリ　うん。ただ、伝える時、症状も事細かに伝える。じゃないと悪い印象だけもたれて、誤解されても嫌だから。

和臣　匿名のSNSとかでは、開示してる人も多いよね。

セリ　うん。ツイッターとか、眠れない夜に見てると、当事者の人もパートナーや家族の人も、めちゃくちゃいる。どっちもしんどそうで、でも、どっちもがんばってて、胸が詰まる。

和臣　たとえば?

セリ　パートナーや家族の人はね、死にたいとまで追い詰められている人が多い。和臣みたいに。でも離れない。何とかできないかと相談してくれる。当事者の人はね、女性が多いんだけど、お子さんがいる方も結構いてね。「死にたい。でもこの子がいるからがんばって生きる」って。踏ん張ってる。そういうの見てると、なんで心の病なんてものがこの世にあるのかって、悔しくなる、まあ、そんなこと言い出したら、なんでガンがこの世にあるのかって話になるけど。

和臣　セリは、今はほとんど「境界性パーソナリティ障害」の症状がなくなったけど、今、まさに渦中にいる人に伝えたいことってある？

セリ　うーん……。ありがたいことにね、私は多少なりとも回復して、生きづらさもなくなって、毎日がハッピーなんだよね。「境界性パーソナリティ障害」だった頃のことを忘れちゃうくらい。だから、「境界性パーソナリティ障害」をはじめとする心の病になっても、「未来がないものではない」と伝えたいかな。

和臣　でもそれ、「セリさんだからでしょ。私はもっとつらい」って人も出てきそうだね。

セリ　うん、それはあるし、それを言われたら、何も言えない。

和臣　「じゃあ、私も前向きにがんばろう！」と受け取れない気持ちになる病気だろうから。

——ひとりでいるよりも何倍も辛い時もあった

セリ　そう。それに、「和臣さんみたいないい旦那さんがいたからでしょ。私はひとりだから無理」って言われるのは多いよね。

和臣　それは多いけど、俺は違うと思う。講演でも言ったことあったと思うけど、セリがいいふうに本に書いてくれてるだけで、本当の俺はスーパーマンじゃない。

セリ　ものすごい理解ある旦那さんにみられるもんね。

和臣　うん。でも、俺も、最初の頃は、普通にキレたし、物にも当たったし、死にたいと思ったし、俺の浅はかな行動のせいでセリを自殺未遂に追い込んだこともあったし、けっして完璧な人間じゃない。俺のせいで、セリが死んでてもおかしくなかった。

セリ　それは、あるかもしれない。一番味方でいてほしい人に、否定されたり、裏切られたりすると、ひとりでいるより辛い。

和臣　実際にひどく追い詰めたこともあったし、単純に俺の性格が、セリに合わなかったこともあったよね。

セリ　和臣、そもそもの性格がキレやすいしね。昔は、よく大声出されて怖かった。

和臣　ごめん。

セリ　でも、私が「お父さんが昔、大声で怒鳴ってたのを思い出して怖くなるから、大きな声を出すのはやめて」って言ってから、絶対に怒鳴らなくなったじゃない？　それが救われた。

和臣　そこはがんばったな。でも、セリも、たとえば俺が車に乗ってて、マナーの悪い車に毒づいてた時とか、怖がってたじゃない？　あれも悪かったなって思ってたけど、そのうち、セリの方が毒づくようになって。俺に気を遣ってくれたんじゃない？

セリ　あー、それはある。ストレス発散のじゃましちゃいけないと思って、それなら、いっそ私も毒づいてやれって。

和臣　ゆずり合いだな。

セリ　うん。たとえ片方が病気でも、対等で、お互いがお互いの気持ちや性格を尊重していかなきゃいけないと思う。

和臣　まあ、そんなふうに言うと、やっぱり「パートナーがいていいな」って感想になるんだろうけど、そんな甘いもんじゃないよね。

セリ　そうだなあ。「わかってほしいのに、わかってくれない」とか、「肯定してほしいのに、否定される」とか、そういう時は、ひとりでいるよりも何倍もつらい時もあったなあ。

和臣　俺もいっぱいいっぱいだったんだと思う。セリの状態が安定してきてからだよ、自分も支え方が少しずつわかってきたのは。

セリ　あそこから、少し、ふたりとも変わっていったよね。

和臣　うん。心の病って、周りのサポートも勿論大事なんだけど、結局、本人が「治す」っていう強い意志をもつきっかけのようなものが、何より大事なんだと思う。あの日から、セリは人が変わったみたいに、自分の衝動を抑えようとしたし、そんな姿を見たら、「この人、本気なのかも」と思った。お酒をやめた時も思ったけどね。意志が強いって。

セリ　治さなきゃ、あとがないって思ったから。それは、今までの「和臣に捨てられる」とかって自分本位な気持ちじゃなくて、ずっと和臣を傷つけてきた分、何としても癒したいというか……。

——自分から治ろうとしはじめる

和臣　そういや、よく、「周りにいる人間には何ができますか？」ってのも聞かれるよね。

セリ　うん。「大量服薬した時、どうすればいいか」とか、「今日は爆発するだろうなあって時、何ができるか」とか、「こらえきれない負の感情を当事者にぶつけそうになった時、どうするか」とか。

和臣　俺、どうしてたっけ？

セリ　和臣はね……基本、放置。

和臣　だな。

セリ　大量服薬もしたことあるけど、特に何もせず寝かせてたり……。あ、煙草飲んだ時は、さすがに救急車呼んでくれたよね。でも、取り乱すとかではなくて、冷静に。渦中にいる時は、そんな和臣の対応に「愛されてない」「見捨てられてる」と感じたこともあったけど、今振り返ると、和臣が揺らがなかったから、私も、試し行為のような自傷を繰り返さないようになったんだと思う。もし、その都度取り乱されていたら、私は「何かすれば、注目してくれる」「かまってもらえる」と勘違いしたように感じる。

和臣　救急車の中で受け入れ先の病院が見つからなかった時は、「じゃあ、もういいです」って言ったもんな。もう諦めてた部分もあったし、良くも悪くも、本人の意思にまかせてたな。

セリ　「今日は爆発するだろうなあ」って時は、どうしてたの？

和臣　正直、最初は、いつ爆発するかなんてわからなかったよ。ただ、だんだん、毎日爆発するようになった時は、「嫌だなあ」って思いながら、とぼとぼ帰ってたよ。で、実際、爆発されるんだけど、これも、あんまりなだめたりとかはしなかったよね。ただ耐える。

セリ　外から見たら、放置プレイだな。

和臣　負の感情もなあ……。攻撃的な気持ちっていうのはなかったんだよね。ただ、しんどいなあ、死にたいなあ、ってつねに思ってて。ああ、でも、どうしてもイライラしてたまらない時は、車の中で「あーーーー!!!」って叫んだりしてたな。

セリ　ある意味、距離をとってたことで、巻き込まれることは少なかったよね。

和臣　それは、だいぶ気をつけてた。特に「境界性パーソナリティ障害」の人って、無茶な要求とかしてくるじゃない？　愛情を注ぐという意味では、何でも叶えてあげた方がいいんだろうけど、それだとキリがないし、エスカレートする。というか、俺がもたない。だから、「ここまではできるけど、ここからはできない」って伝えるようにしてた。あと、「だけど、それは、セリを愛してないってこととは違う」って。

セリ　でもそうすると、私もへそまげて、「和臣なんか愛してない」とか「別れたい」とか言い出すじゃない？

和臣　うん、その度、ぐんにょりなったわ。

セリ　そういう時は、どうしたの？

和臣　ショックだったけど、回を重ねるうちに、本音なのかな？って考えるようになったかな。すると「ああ、寂しかったのかな」とか、だんだんわかるようになってきた。

セリ　あー。

和臣　でも、とにかく、「境界性パーソナリティ障害」の人って、自己否定感と愛情飢餓感を抱えてるじゃない？　だから、肯定する言葉とか、愛してるって言葉とか、スキンシップとか、本に書いてるのを参考に、親が子どもにするみたいにはしてた。

セリ　それ大事よね。そうしてるうちに、蛇口からポタンポタンってコップに溜まった水があふれ出すみたいに、急に回復ってはじまるんよね。もう満足したーみたいな。自分から治ろうとしはじめる。

和臣　「病気」って言うと、その人を治さなきゃって思いがちだけど、自己否定感や愛情飢餓感からくる病気の場合って、周りの人間の接し方の影響も大きい気がするなあ。本人を思ってのことのはずが、ともすれば「正しい知識」や「常識」、「普通」なんかを、自分でも知らずのうちに押し付けてたりすることもあると思うし。それって本人にしてみると、否定されてるみたいに感じてしまうかもしれないから。自分のものさしではなく、その人が求めているものは何かを考える、みたいな姿勢は大事なんじゃないかと思う。

セリ　私的にありがたかったのは、和臣が外の仕事を辞めて、私と一緒に家で働きはじめてくれたことかな。それのおかげで、苦手分野を和臣にお願いできて、私は得意分野だけできるようになって、ストレスがすごく減った。

和臣　幸いにも、それは、セリがそれまで働いてくれていて、在宅ワークでも食べていけるだけの状態を作ってくれていたからだけどね。でも、セリが不調になっても、すぐにケアしてあげられたのはよかった。

セリ　ただ、そういうのが、お互いに依存しあって問題解決の妨げになる「共依存」というやつになるのかなって、心配になった時期もあったよ。

和臣　それでいうと、精神科医の岡田尊司先生が、一緒に食事した時、「依存は悪いだけのことではない」みたいなことを言ってたよね。人はひとりで生きていく必要はないって。

セリ　私、病気がひどい頃は、何でも自分でしなきゃだめだと思ってたんだよね。「依存しちゃダメ」「自立しなきゃ」って。専門家が言う「回復者像」じゃなきゃいけないと思ってた。でも、今は、そうじゃないんだと思えてらくになった。依存してても、自立してなくても、生きてるんだからOKみたいな。

和臣　そう思えたら、生きやすくなるよね。

――当事者同士のかかわりは、すごく難しい

和臣　最近、当事者同士のかかわり合いについても話題にのぼるけど、どうなんだろうね。セリの元には、心の病の中でも、特に「境界性パーソナリティ障害」の当事者からの相談も多いし、実際に会ったりもするわけじゃない？

セリ　うーん……。全国には様々な当事者グループ、自助グループがあって、当事者同士のかかわりが有効にはたらく場合ももちろんあるんだろうけれど、障害特性が大きくかかわるんだと思う。「境界性パーソナリティ障害」の当事者同士のかかわりは難しい問題だよね。私は、残念ながら、それで苦しい思いをしたことも何度かある。

和臣　どういうこと？

セリ　最初はいいんだよね。相談を受けてそれにこたえて……。だけど、この病気の特徴に、「好きになったらとことん好きだけど、意にそぐわないことがあったら、大嫌いになる」ってあるじゃない？　そういう経験をよくした。

和臣　嫌われちゃったってこと？

セリ　うん。相談メールへのお返事が遅れたりすると、突然、豹変したように攻撃されることが多々あった。

和臣　そういや、10秒ごとにセリを罵倒するメールが届いたりしたこともあったよね。

セリ　うん……。そうなってくると、私も力になりたいんだけど、正直こわくなってしまって、距離を置くようになる。

和臣　すると、ますます怒りに火がついて、よそで、あることないこと悪口を言われたりしたね。

セリ　うん。だから、「境界性パーソナリティ障害」については、当事者同士のかかわりは、すごく難しい、デリケートなことだと思うし、物別れに終わった時、あまり傷つかないようにしなきゃとは思ってる。

和臣　でも、セリと同じ「境界性パーソナリティ障害」で、すごく仲の良い友達もいたよね。

セリ　そうそう、バーベキューしてくれた友人とは別の子ね。結局、その子とは疎遠になってしまったけど、私は今も大好き。あんなに自分に愛情をくれた友達はいなかったし、恋をするように大事に思った。でも、病気が邪魔してね、うまくいかなかった。

和臣　病気が邪魔したとは？

セリ　相手の感情に同調しすぎるんだよね。だから、彼女の恋愛事情に自分のことのように首を突っ込んでしまって、彼女が苦しんでいたら「そんな恋愛やめさせなきゃ！」と躍起になってしまって。ただ、愚痴を聞いてあげたらよかったのに、彼女が別れるようにしむけてしまった。

和臣　別れたのは、自分の意志だろうけど。

セリ　うん、そうなんだけど、でも、もっとちゃんと距離をとればよかったと思う。自分は自分、相手は相手というラインが見えなくなっちゃったから。

和臣　それでも、今も好きだよね。

セリ　うん。傷つけあわないために、もう会うことはないだろうけど、今も大好き。「境界性パーソナリティ障害」であったからこそ、あんなに近くまで心が通い合ったと思うし、彼女のしあわせを今も祈ってる。これは、ほかの「境界性パーソナリティ障害」の人にも同じなんだけどね。

和臣　物別れに終わるけど、そうなってしまうくらい、心が近づいたってことだもんな。

――家族会――同じ境遇の人と苦しみを分かち合う

セリ　まあ、当事者同士はなかなかかかわりにくいけど、家族同士はどうだろう。前に、和臣、「境界性パーソナリティ障害」の家族会で講演をしたよね。その時の印象はどうだった？

和臣　はじめて、自分以外の「家族」というものに会って新鮮だったよ。皆、大変なんだなあって。

セリ　息子さんに肋骨を何本も折られたって人もいたもんね。

和臣　うん。全体の印象として、自分の話を聞いてほしい人が多いんだなって感じた。

セリ　若いご夫婦に質問も受けてたよね。奥さんの方が「境界性パーソナリティ障害」で、旦那さんが自分の時間がもてなくてつらいって。なんて答えた？

和臣　俺の場合は、自分の時間はあきらめたからなあ。今でこそ、心理の学校に通ったりと、自分のしたいこともできるようになったけど、当初は、まず友達とも会うことをあきらめたし、自分がしたいこともあきらめた。実はこれは、今も完全に解消されたわけじゃなくて、「自分よりセリを第一にしている」……ということを、講演では話したね。

セリ それで、すごく感銘を受けておられた年配の男性がいたよね。

和臣 うん。それまでも家族会には参加していたけど、どこか納得がいってなかった方だそうだけど、あの時は、しきりに「自分は、あれもできてなかった」「これもできてなかった」と目からうろことという感じだったね。

セリ 家族会は、やっぱり参加する意義があると思う？

和臣 ひとりで抱え込んでいる人は、同じ境遇の人と苦しみを分かち合えて良いと思うよ。話して聞いてもらうだけで救われるだろうし、ほかの人の話から、自分もできることを見つけられるだろうし。

セリ 和臣も、参加したいと思った？

和臣 俺の場合は、家族会が悪いわけじゃなく、自分の問題で、参加は不要かなと感じた。自分自身が内向的な人間だから、参加しても、初対面の人にプライベートを話せないと思うんだよね。話すより、聞き手になってしまいそう。勿論、聞き手になることから得られることのある人もいるだろうけど、俺に関していえば、カウンセラー的対応をしてしまって、自分自身が癒されるのは難しいような気がする。人によるんじゃないかな。

セリ　じゃあ、どういう人に向いてると思う？

和臣　溜め込んで話したい人や、相談できる人が周りにいない人かな。色んな人の体験談の中から、アドバイスというか、自分にできることが見つかると思うしね。

セリ　ただ、当事者は同行しない方がいいと、以前、番組ディレクターさんが言ってたよね。「会では、家族の方々が溜まってるうっぷんを晴らすようにしゃべるから、どうしても、当事者は責められているように感じてしまう」と。

和臣　ともすれば、家族による「当事者の悪口大会」になるからなあ。当事者には、家族会は向かないかもしれないね。

セリ　じゃあ、当事者同士でもだめ、家族会でもだめ、となると、当事者は、どうやってつながればいいんだろうね。

和臣　やっぱり、専門家と話すのがいいんじゃないかな。

セリ　たとえば？

和臣　自分に合う精神科やカウンセラーかな。とにかく、「自分に合う」というのが大事だと思う。

セリ　逆にいうと、専門知識がないと無理？

和臣　難しいところだよね。知識や技術がなくても、できる人にはできると思うんだけど、じゃあ、それが具体的に誰ですかと言われると、なかなか思いつかない。

セリ　話は少しずれるかもしれないんだけどさ。私、「境界性パーソナリティ障害」って、私自身がそうだからなんだけど、生まれて間もない赤ちゃんみたいな状態だと思ってるのよね。だから、生まれ直しが必要なように。

和臣　うんうん。

セリ　でもそうやって考えると、赤ちゃん同士がつながりあえるの？って思うじゃない。赤ちゃん同士、会わせても、何かがきっかけでもめたり、ギャン泣きするかもしれない。だから、お母さんやお父さんがそばで、橋渡ししてあげなきゃいけない。

和臣　そうだね。そのお母さんやお父さんの役割が、俺の思う「専門家」にあたるんだと思う。

セリ　単体でつながりあうことは難しいけど、間に入ってくれる存在、それもなるべくなら専門家がいるといいのかな。あと、一方的にみえるかもしれないけど、講演を聞きに行くだけでも、つながりになると私は思う。

和臣　質疑応答でつながることもできるしね。

――自己否定感や愛情飢餓感は、「変われない病気」じゃない

セリ 和臣は未来の夢とか、今はある？

和臣 えー、特にないなあ。まだ、未来に希望をもったり、前向きになったりは難しい。でも、今を大事に思う。今が穏やかで幸せで、だから、少しでも長く、これが続けばいいなと思う。

セリ 心理の大学に行きはじめたよね。これは、夢ではないの？

和臣 それは、確かに凄いアクションだったかもしれない。それまでは、「自分が裏方に徹することで、セリは落ち着いてる」と思ってたから、自分がしたいことをしていいと思えなかった。

セリ 私が和臣を押さえつけてたんだね……。きっかけは、家族会で講演を依頼された時だよね。

和臣 うん。はじめて、受け身ではなく、自分も自分のしたいことをしてもいいのかもしれないと思えたな。講演ではいろいろ学ばせてもらったし、すごく刺激的だった。でも、

大学での勉強は、思ったようにはいかなかった。

セリ　というと？

和臣　最初は、俺が心理の勉強をすることで、セリの病気の役に立つんじゃないかと思ったんだよね。カウンセラー代わりになって支えられるんじゃないかって。

セリ　でも、私はそれを求めていなかった。

和臣　そうそう。カウンセラーって、基本、クライエントと一定の距離をとってかかわることが大切なんだよね。でも、家族ではそれは難しい。

セリ　私は、私自身が病気の自分を受け入れて、生きやすくなったのに、和臣が「ああした方がいい」「この方がいい」って言うようになって、また自分を否定するようになってしまった。

和臣　パートナーにできることは、治療じゃなくて、愛して、スキンシップして、受け入れることなんだろうなと今は思う。その分、得た知識は、また別の形で生かしていければいいなと考えてるけどね。で、夢でいうと、セリは？

セリ　私はいっぱいあるよー。今、書いてる原稿が多くの人のもとに届けばいいなと思うし、今度趣味でやる舞台で、お客さんがむせび泣けばいいなと思うし、おいしそうなものを見ると、次、ランチで行きたいなと思うし。

和臣 それ、夢というより欲望じゃない（笑）

セリ 欲が出てくるのってすごいことだよ。だって心の病がひどい時は、未来なんて見えなかったもん。「今、死にたい」「明日まで生きたくない」。死んで、らくになることだけが夢。それが、未来は来るものなんだと思えたのは、大きな変化。

和臣 なるほどね。最後に、自己否定感や愛情飢餓感からくる生きづらさをもつ当事者の人に伝えたいことはある？

セリ うーん、何を言ってもきれいごとになってしまうからなあ。ただ、「本当に、死ぬほどしんどいよね」って言いたい。私は、自分が心の病になった時、ほかの当事者を知らなかったの。自分だけがおかしくて、ひとりぼっちで、どんどん壊れていくって怖かった。でも、NHKの福祉系のテレビ番組に出て、心の病だけじゃないけど、様々な生きづらさを抱える人と会って、ひとりじゃないんだと救われた。だから、これを読んでくれてる方にも、ひとりじゃないよと伝えたい。苦しみもあるけど、同時に克服できることも。SNSとかで苦しんでいる人も多いんだけど、そんな中に、時々いるんだよね。子どもが生まれたとか、パートナーができたとか、心の切り替えができたとか、未来が見えはじめた人。

私は、自己否定感や愛情飢餓感からくる心の病は、「変われない病気」じゃないと思ってる。

和臣　変化していける病気だと。

セリ　うん。だけど、今、その人が、死ぬほど苦しいのは本当。その苦しみを否定せずに、「私、苦しいな。でも生きてるな」って褒めてあげてほしい。和臣は最後に何かある？

和臣　うーーーーん（悩むこと一分）。夢の話と通じるんだけど、俺はいろいろ望まなくなったんだよね。希望とか、欲とか、なくて。それは多分、あの時代が本当に苦しかったからだと思う。

セリ　ごめん。

和臣　でもその分、今、すごく些細なことに幸せを感じられるようになった自分がいる。目の前でセリがご飯をおいしそうに食べているのを見ても、幸せだし、一緒にウィンドウショッピングをするのも、幸せだし。ただ普通に生きていられるだけで、幸せ。

セリ　和臣は、悟りを開いたって有名だもんね。

和臣　幸せを感じられてると、それが、自ずとセルフケアになってるし、今は、苦しいと感じることは、ほとんどないよ。何かあれば、抱え込まないで友人にも話してるしね。苦しみとの向き合い方がうまくなった。

セリ　そうかあ。

和臣　いいか悪いかわからないけど、心の病に育てられたのは事実だわ（笑）まあ、今度、ランチに行こう。

第4章　夫へのQ&A

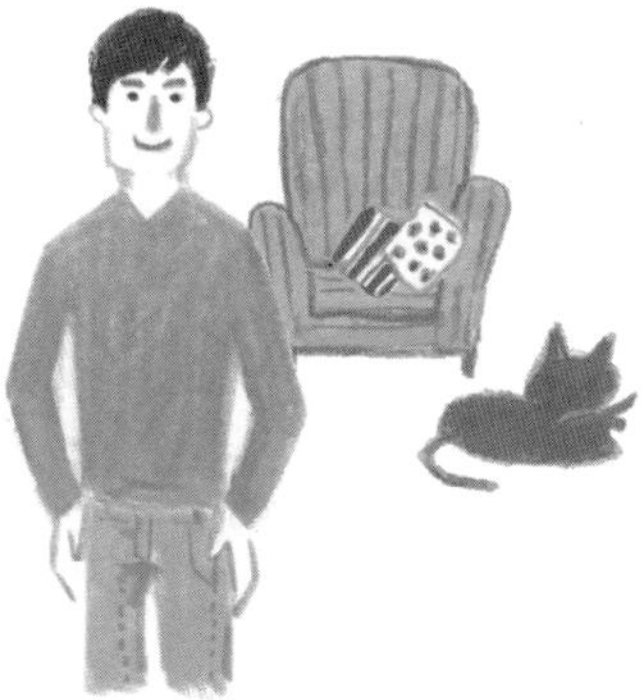

ここからは、SNSなどで、咲セリの夫に寄せられた「よくある質問」に、夫・咲生和臣がお答えできればと思います。

Q　当事者がおかしくなっていった時、感じたことは？

A　最初は、「なぜこんなことに？」と理解ができませんでした。不調の原因が判明し、因果関係を把握することで突破口を見出すことができるのではないかと考えましたが、それがどれだけ本人に尋ねてみても判然としない。家に帰る度、ただただ暴れたり、自傷をしていたりする姿を見ているうちに、直接的にも間接的にも自分が責められているような気持ちに苛まれ、しだいに帰宅するのが嫌になりました。

Q　当事者が「死にたい」と言った時、どう扱いましたか？

A　やはりこれに関しても、原因さえわかれば何かしら道が開けるのではないかと思いました。

ただ、理由を聞いて教えてもらえるわけではない。彼女自身にも、どうして自分がそんな気持ちになってしまうのかわからなかったんだと思います。

僕が彼女の「言葉にすることができない気持ち」を前向きに汲み取ろうという姿勢で臨むことができていれば、ひょっとするともう少し彼女の気持ちに寄り添うことができたのではないかと、今なら思います。

それでも拙いながら、一つだけ良かったのではないかと思う部分をあげるとすれば、彼女の「死にたい」という気持ちを頭ごなしに否定はせず、ただ「そうか」と受け止めたことかもしれません。

よくよく考えて導き出した彼女の言葉を、世間の常識や自分の気持ちで量って否定したくなかったからです。「対談」にもあったように、否定しないことが結果的によかったという部分もあったようです。

Q 自分も死にたくなることはありませんでしたか？

A 最初はありませんでしたが、終わりの見えない苦行のような状態に徐々に気持ちが浸透され、この先生きていても良いイメージが浮かばず、ネガティブな思いに囚われるようになりました。

ただ、前向きに自殺しようというパワーもない。痛かったり苦しかったりするのは避けたかったですし。眠るように死ぬ方法はないかと、よくネットで検索したりしました。世間で言うところの「消えたい」という感覚に近かったんじゃないでしょうか。

ちょうど外国からミサイルが飛んできて云々というニュースが流れている時には、こちらに飛んできて自分も猫も苦しみなく一瞬で消し飛ばしてくれたらと、よく妄想していました。

僕にとっては、猫を飼っていたことが自殺の防波堤となり、この子たちを看取るまでは死ねないという一念だけで生き抜いていたように思います。

Q　当事者が暴れた時はどうしましたか？

A　力で抑え込みました。男性と女性だったので圧倒的な力差があったのが救いでした。関係が逆であれば、逃げ出すしか道はなかったような気がします。警察やＤＶ相談の窓口に行くのも一つかもしれないとも思います。それくらい切羽詰まった状態でした。

セリの場合、まずは僕に殴り掛かる。素手では敵わないと悟ると棒切れなどの武器を持って殴ってくる。それでも敵わないとわかると、自分の頭を壁や床に打ち付けて自傷しはじめる。日々の暴力や自傷する姿に耐えられなくても、一緒に暮らしている以上、その都度、止める以外にできることがありませんでした。

もっとも危なかったエピソードは、セリ自身はまったくその一連の行為の記憶がないのですが、僕が椅子に座っている無防備な状態の時に、背後からネクタイで首を締め上げられた時でした。目の前が真っ白になり、偶然椅子が倒れなければ、そのまま息絶えていたのではないかと思います。

それ以降は、寝ている時や入浴時など、無防備な時に、鈍器ではなく刃物のようなもので襲われたらもう死ぬしかないなと諦めました。できれば即死させてほしいと思いましたが、非力なのできっとそれも叶わず、痛みの中もがき苦しみながら死ぬんだろうなぁとネガティブな想像をしていました。

ただ、少しずつ回復してきてからは、やみくもに力で抑え込むのではなく、抱きしめ、セリの心を理解しようとしたのが良かったようです。彼女が半狂乱になっていても、「それだけの状態になるってことは何か理由があるねんな？　理由を教えて。俺も直すから」と言って力強く抱きしめた時は、最初は腕の中で暴れていましたが、しだいに力が抜け、ぽつりぽつり自分の気持ちを話してくれるようになりました。

Q　当事者への憤りはありませんでしたか？

Ａ　当事者への憤りはありませんでした。なぜなら、病になることを本人が望んでいたわけではないからです。

むしろ当時は、診断もバラバラ、救うどころか結果的にさらに当事者を窮地へ追い込んでいく医師や専門家に対する憤りはありました。

そして苦しむ当事者に対して何をしてあげることもできない自分自身への憤りもあったと思います。

Q　大量服薬や自傷に対し、どう対応しましたか？

Ａ　大前提として、怒ったり、「やめてほしい」と伝えたことはありませんでした。

そうしてしまう（大量服薬や自傷）のは、セリにとって心のバランスをとるために必要なことなんだろうと思い、それを否定したくなかったし、否定してもエスカレートするだけだったからです。

大げさに騒ぎ立てたり、反応することはありませんでしたが、さすがに目の前で自傷などをしはじめた時には暴れるセリを力ずくで止めていました。ひとしきり暴れると、疲れ果て、眠ってくれることが多かったです。

Q　当事者との距離感をどうとりましたか？

A　本当なら、本人の激しい感情の起伏に巻き込まれないよう、適度な距離感を保つべきだったのだろうと今だから言えるのですが、最初はそんな知識もなかったため、ただただセリの一挙手一投足に振り回されてしまいました。ただ何度も繰り返されるうちに、感覚が麻痺していき、自然と放置する形になりました。一度、セリが衝動的に外出先で車から飛び出したことがあったのですが、追いかけることはせず、そのまま家に帰りました。何時間か過ぎ、セリが家に戻った時には「おかえり」と普通に迎えました。

極端な例ではありますが、ある意味この時の状態は、良い距離感がとれていた状態だったのではないかと思います。

Q　当事者が爆発しそうだとわかった時、どうしていましたか?

A　基本的に、まず爆発するタイミングがわかりませんでした。さっきまでご機嫌にしていたかと思うと、次の瞬間には怒髪が天を衝いている。本人の中ではそこに至るまでの筋道があったり、引き金になる出来事の前に積もり積もった不満があったりしたのですが、そのことを理解し、汲み取ることができるようになるまでには随分とかかりました。

また、セリの症状が落ち着いてきて以降は、彼女自身が爆発する前にSOSを発してくれるようになったので、より的確な対応ができるようになったかと思います。薬を飲むようにうながしたり、抱きしめて撫でるなど、気持ちが落ち着くまで傍にいるよう心掛けました。

セリ本人からの要望もあり、とにかくスキンシップは大切にしていました。また、本人が落ち着いている時に、「こういう時は、どんな対応をしてほしいか」と聞くこともありました。それに答えてくれたことによって、より一層、セリに合った対応ができたような気がします。

Q　当事者の試し行為にどう対応しましたか？

Ａ　僕の性格上、試し行為を試し行為だと気づいていなかったように思います。「別れたい」と言われたら、素直に「そうなのか」と受け止めたし、翌日「やっぱり別れたくない」と言われたら、それも「じゃあ、続けよう」と受け入れてきました。

それでも、「お前は敵だ」と言われた時には、流石にげんなりし、言葉にできない焦燥感に駆られました。

Q　別れようと思ったことは？

Ａ　ありません。正直「好きだから」とか「愛しているから」とかいう単純な思いからそう思うのではないと思いますが。

別れたいと思う人は、当事者と別れた先に、新しい未来を想像できるのだと思います。でも、自分にはそれがありません。

よく聞く「もし生まれ変わったら」というような発想がなく、生まれ変わりなど、このうえない罰としか思えません。悲観しているわけではなく、また達観しているわけでもないのですが、もう十分人生楽しいことがいっぱいありましたし、逆にこの先、今以上に楽しい未来を思い描くこともできません。

なので、セリと別れて云々考えることはありません。

Q　介護疲れで、変わったことは？

A　とにかく、死にたくなりました。

昔は漠然と、老後に贅沢ではないにしろ、そこそこ不自由なく二人でのどかに余生を送りたいというようなイメージを抱いていましたが、今を生きることに疲れ果て、未来を思い描くことなど本当に絵空事でしかなくなり、ただただ猫を看取って死にたいという思いだけが頭を支配するようになりました。

今にして思えば、そこまで追い詰められないためにも、当事者だけでなく、支える側も自分をケアすることが、双方が少しでも暗闇から逃れるために、欠かせないことだと思います。

Q　病院では一緒に診察を受けましたか？

A　受けました。

診察してくれる医師や当事者の性格などにもよると思いますが、個人的には非常に良かったと思っています。

当事者である彼女の言葉だけではなく、当事者の家族である僕の視点も踏まえ、考慮してくれる医師だったので。様々な経験を経て、僕は心の病は当事者だけの問題ではないという考えに至ったので、家族を含めての問題としてアプローチしてもらえたのはありがたかったです。

ただデメリットとして、僕がいることによって、たとえば僕が原因となっている悩みごとや、僕に対しての不満などを、セリが医師に対して話し辛くなることはあったかもしれません。

Q　入院させようと思ったことは？

A　ありません。

入院しても彼女の症状が改善するとは思えませんでしたし、むしろ悪化するという危惧の方が遥かに大きかったです。

この点に関しては、今も強くそう思っています。

当事者と物理的に距離を置くことで、家族はその瞬間は楽になるかもしれません。場合によっては、それが当事者だけでなく、その家族の命を守るために必要な措置であるケースもあるかと思います。

でも逆に、「境界性パーソナリティ障害」の場合は特に当事者本人は「見捨てられた」と感じるかもしれない。また、退院すればまた同じことが繰り返されるだけとの思いもありました。

一度、セリ自身が「入院したい」と言ったことがありました。それでも、「良くなるとは思えない」と、僕としては珍しく、かなり強く反対しました。

それが最善だったのかどうかはわかりませんが、入院することのないまま、セリは寛解しているといえる状態を迎え、今に至っています。

Q　境界性パーソナリティ障害の当事者と接する際に気をつけていることは？

A　基本的には、当事者の言葉を肯定することかなと思ってます。

仮に自分の考えと異なることや、場合によっては理不尽ともいえる言動を投げかけられたとしても、それに対して一般論や正論を踏まえて自分の意見を主張したところで、まず相手の心に響くことはありません。

むしろ自分の言に逆らう者として、敵認定されてしまい、事態が深刻化することの方が多かったように感じています。これは境界性パーソナリティ障害に限った話ではないかもしれませんが、後々冷静になった状態で話す、あるいは同じことでもほかの当事者が信頼している人間（たとえば主治医）の口から伝えてもらった場合は、同じことを話しているにもかかわらず、すんなり受け入れられることは多々ありました。

時として非常に難しいことかとも思うのですが、いつも当事者の味方でいることを、言葉と態度の両方で本人に示すことが大切なのではないかと思います。

Q　自分自身のケアはどうしていましたか？

Ａ　他者に話すことでケアされていた部分は大きかったと思います。僕の場合は、信頼していた母に、相談、というよりは、まずは自分の状況や思いなどをただ語り、聞いてもらいました。自分の中に鬱積した気持ちを否定されることなくただ聞いてもらうということによって、容量オーバーでいっぱいいっぱいになった自分の心にある程度の余裕を取り戻し、幾分冷静になることができました。

　こちらに人の話を聞く余裕が生まれてはじめて、母の自分の経験も含めたアドバイスを受け止めることができ、母と僕の考えを踏まえて話し合いをすることができました。

　身内であるとはいえ、プライバシーにもかかわる話も多いので、誰彼構わず話していいものでもありませんが、家族でも、医師やカウンセラーのような専門家でも、自分の信頼できる相手に話し、ひとりで抱え込んでしまわないことが大切なのではないかなと思います。

Q 当事者にしてしまって後悔したことは？

A 「当事者と接する際に気をつけていること」と重複するのですが、自分が思っていることをそのまま話して、状況が悪化してしまい、後悔したことは多々ありました。「自分自身のケア」で述べた僕自身が母を通して体験したことと同様、聞く側に余裕のない状態だと他者の意見は耳に入ってきません。愛着に問題が起因している当事者であれば尚のこと、本人は、「受け入れられたい」「なぐさめられたい」という思いが強いのではないかと思います。

少なくとも相手に「話を聞く体勢」ができるまでは、自分の意見はひとまず飲み込み、無償の愛で包み込むように、ただ話を聞き、肯定することが大切なのではないかと思います。

Q 何が当事者を治したと思いますか？

A ひとえに、本人の「気づき」から生まれる強固な意志だと感じています。

当事者自身が問題と向き合う姿勢が整っていない状態だと、たとえどれほど有効であるといわれている薬物療法や心理療法であっても、その効果を十分に発揮させることはできず、またどれほど優秀な医師や心底当事者を思う気持ちをもった家族であっても、そのサポートが当事者の気持ちと噛み合い、改善に向かう可能性は低いように思います。

ただ、「きっかけ」と出会い、本人が変わりたいと心底思った時、周りのサポートもはじめて活きてくるのではないかと。

セリの場合のきっかけは、ずっと僕を傷付けていたことに気づいたということでしたが、人によってそのきっかけは様々だと思います。そのきっかけと出会い、決意した時がスタートラインになる——と自分の経験では感じています。

そのきっかけと出会うまで辛抱強く向き合い続けることが大切なのではないでしょうか。

Q　支える側の人へのメッセージ

A　いろいろと話してはきましたが、一つ言えることがあるとすれば、「数学のような単一の答えはない」ということではないかと思います。

一人として同じ人間がいないのと同様、同じ障害を抱える当事者であっても一人ひとり異なりますし、必然的に求めるものや対処の形も変わってくるかと思います。

僕たちが試みて功を奏したこととまったく同じことを実践しても、思ったような効果は得られないかもしれない。逆に、僕たちが今一つと感じた治療法が、当事者の回復の一助になることもあるかもしれない。

そして、セリが完全に病を克服できたかといえば、随分穏やかになったとはいえ、時として不意に訪れる「死にたい」という気持ちは、未だ消えることなく彼女の中に根深く巣食っています。

同様に、僕自身も学習性無力感と呼ばれる状態となり、明るい未来をなかなか思い描くことは叶いません。

それでも、彼女の症状は随分と好転し、二人の間にも笑顔の時間が増えました。当事者も、そして支える側も、大切なのは、「自分たちにとっての幸せの形とは何か？」ということを考えることではないでしょうか。

病から生じる症状を減らすことなのか。

病と共に生きることなのか。

いずれにしても、如何に当事者が楽に過ごせるようになるかが、当事者本人の、さらには支える側の人間のＱＯＬ（クォリティオブライフ）に結び付くのではないかと思います。

そして、支える側の人間も、決して完全無欠のスーパーマンではない。ひとりの人間です。自分ひとりで抱え込んでしまうことなく、信頼できる方と重荷を分かち合ってください。当事者の抱える重荷を、共に分かち合うのと同様に。当事者の方と、その傍に寄り添う貴方が、少しでも楽に思える人生を歩むことができるよう願います。

おわりに　自己否定感の悪魔とさよならできて

「生きることが楽しい」

そう心の底から言える人は、どれくらいいるでしょうか。

この本を手に取ってくれたあなただから、「そんなこと思えるはずがない」と悲しむかもしれません。

だけど、あんなにも死にたがっていた私は、今、実はそう思っています。


朝、起きて、猫をなでること。

仕事をし、認められること。

好きなものを食べ、夫と笑いあうこと。

文章を書き、それが誰かの役に立つこと。

十数年前は想像することもできなかった自由な日々を、私は今、かなえています。

自由なのは、行動だけじゃありません。この「心」もです。自己否定感からくるネガティブな思考に振り回されず、どんな自分も、いつしか「愛しい」と思えるようになりました。

奇跡のようだと感じます。

だけど、これは、奇跡じゃありません。

そして、こうなれたのは、魔法のような回復法があったわけでも、特効薬と出会ったわけでもありません。

ただ、ひとつひとつ、真摯に自分の心と向き合い、らくになるための、少ししんどい行動を起こしていった結果でした。

今、死にたいくらい苦しくて、崖の底にいるような気持ちの人――。

それは、かつての私です。

信じられないかもしれないけれど、その崖は、上ることができます。

そのうえで、晴れ渡った世界を見ることができます。


ひとりで上る必要はありません。

上からロープを吊り下げてくれる人。

「大丈夫！」と励まして声がけしてくれる人。

自ら崖の下におりて、お尻を押してくれる人が、あなたのそばにいます。

ひとりぼっちに思えても、今、見えなくても、必ずいます。


そして、そのことに気づいた時、思い至ります。

「こんなに大切にされている自分を、どうして否定する必要があるんだろう？」

「自分は、ちゃんと愛されていたんだ」と。


生きることは、重苦しく、時に孤独で、困難です。

それでも、その苦しみを味わったからこそ、同じように苦しむ人に優しくなれます。つながりあえます。

傷を負った自分が生きることを、ほかの誰でもない自分が許す——。

そして、「生まれてくれて、ありがとう」と、抱きしめてあげてほしいと思います。


あなたがそうできた時、そばで見守ってくれていた人の心も救います。

あなたに愛情や時間を注ぐばかりだった時期を卒業し、自分を取り戻し、自分らしく生きられるようになります。

一緒に、対等にしあわせを感じながら生きるという、奇跡のようなことが現実になってくれるのです。


さいごに、「今」の我が家の話を少し。

第二章でふれた「おもらし問題」で、夫とふたりだけで離れて眠っていたイレーネですが、今は、ベッド全体にシーツをまくことで、一緒にベッドで眠れるようになりました。

家族全員で、寝室で、寝息をたてる日々。

私たちは、これからも変わっていきます。一日ごとに。きっと、いいふうに。

本書へのコメント

精神科医　林　直樹

この著作は、境界性パーソナリティ症（ＢＰＤ）の当事者である（もしくは当事者であった）咲セリさんとそのパートナーである咲生和臣さんが築き上げてきたかかわりの記録です。そこには、その障害によって引き起こされている悩みや苦しみが二人の生活に大きく影を落としていることも記されています。これは、ＢＰＤという障害と二人のかかわり方、そしてこの障害のもとで作り上げてきた二人のかかわりのノンフィクション作品といえるでしょう。私は40年間精神科医として働いてきた中でＢＰＤの患者さんの診療を多く経験してきました。そのような立場から、ＢＰＤと精神科医療とのかかわりなどを概説しながら、この著作についてコメントさせていただきたいと思います。

境界性パーソナリティ症（ＢＰＤ）と精神医学

ＢＰＤは、対人関係や行動コントロール、感情コントロールの問題を生じるパーソナリティ症として知られています。対人関係では、極端な不安定さが特徴であり、その典型として、見捨てられることを強く恐れ、それを防ぐために死にもの狂いになることや、理想化と価値切り下げの他者評価の大きな揺らぎが生じることがあげられています。行動コントロールでは、自殺未遂や自傷行為といった自己破壊的行動や他者に向けられる衝動的・攻撃的行動などが問題とされます。また、感情面では、怒りや抑うつなどの強烈なそして極端な変動をコントロールできないことが問題です。

さらに彼らには、自己否定的なイメージや社会に対する否定的な見方・世界観を抱いていることがしばしばみられます。さらにこれと同時に、大多数で自分の目標や価値観、安定した自己感覚をもつことができないといった同一性障害が伴われています。当事者の方々がしばしば自身が「生きづらさ」を体験していると語るのは、このような自分自身の見方や社会とのかかわり方のパターンに長く苦しんできたせいでしょう。このような自己意識の問題は、咲セリさん自身が本書でお書きの「自己否定」の苦しみと大きく重なります。

パーソナリティ症という障害は、精神医学が扱う主要な精神障害の一つであり、精神科医療サービスの対象であることは間違いありません。さらに、この障害が決して稀なものでないことも付け加えなくてはなりません。一般人口における疫学研究の多くでは、1～2％の人に認められると報告されています。また精神科医療機関での調査では、外来患者の10％にＢＰＤが診断されるという報告があります。しかし、このように多くの人がＢＰＤと診断されるにもかかわらず、精神科医療がそれに適切に対応できているとはいえないという現実があります。

その理由の一つは、この障害が当事者の生き方や人生の問題と深くかかわっていることに求めることができます。そもそも医学は一般に、病気の成り立ちを究明して、それを改善し、治癒に導くことを第一の課題とする学問だと考えられています。しかし病気の克服を目指す医学はすぐに限界に突き当たります。それは「これ以上は今後の医学の進歩に期待するしかありません」という事態です。ここで医学は、患者の生き方や人生についてかかわることを避けられなくなるはずなのですが、それが正面から論議されることは多くありません。

精神医学でも障害の原因を解明してそれを克服する努力が続けられていますが、その進展は十分ではありません。その最大の理由は、精神がごく複雑な機能をもつ脳という臓器によって支えられているものだからです。この難しさは、広く認識されています。それはたとえば、世界中で使われている世界保健機関（WHO）の国際疾病分類において精神障害の扱いが他の疾患と異なっていることに顕れています。そこでは、内科などの診療科の疾患には「疾患（disease）」という語が使われていますが、精神障害だけが「障害（disorder）」と呼ばれています。これは、精神障害の病態や病因が十分解明されていないから、それを他の疾患と同列に扱うことができないと判断されているということなのです。

精神医学においてパーソナリティ症は、一般の人にも認められるパーソナリティ傾向が極端になって様々な問題を生じさせるものと考えられています（最近では、パーソナリティ機能の減損と定義されるようになり、その考え方が今後広がっていくものと思われます(1)）。これは、一般の人と本質的な違いがない、程度の違いでしかないということですから、その診断や病態の解明がいっそう難しいデリケートなものになると考えられます。

もちろん、精神障害に対してもこれまでに様々な治療法が開発され、実践されてきました。そこでは、心理学的な方法を使う心理社会的治療と呼ばれるジャンルの治療が重視されています。患者さんと治療者とがかかわりを積み重ねることによって改善を目指す心理療法はその代表的なものです。この心理療法は特にパーソナリティ症の治療において重要だと考えられています。特にここでは、精神症状がごく多彩であるため、様々なかかわりの積み重ねの中でそれらの修正を図る心理療法が適していると考えられています。実際、目覚ましい治療効果がある心理社会的治療のプログラムがすでに開発されていることによって証明されています。しかし、それらは、大きなマンパワーを長期間にわたって集中的に使うものであるため、広く普及させることは容易でありません。

心理療法は、わが国での健康保険にもとづく診療体制においてまだ十分にカバーされていません。しかもパーソナリティ症は、生き方や人生がテーマとなっている障害であり、精神科医や治療スタッフがそれを扱うことに習熟していないという事情もあります。その結果、一般的な精神科診療でパーソナリティ症をうまく取り扱うことができないことがまあるという状況が生じています。これは、咲セリさんがご自身の経験として書いている通りです。

この障害の治療に精神科医療が十分対応できていないこと、それに対する不満が強いことは、他の国でもしばしば報告されています。すなわち、わが国よりも診療体制が整って

(1) このパーソナリティ機能とは、自己機能（自分を自分として自覚し、社会の一員として人とかかわること、一貫した有意義な目標をもって生きること）と対人関係機能（他者を共感的に理解し、気持ちを通い合わせることができること、人と親しい関係を持続させることができること）と定義されています。

いる国でも十分当事者や患者のニードに応じられていないようなのです。ＢＰＤの治療は、やはり心してかからなければならないものなのです。

ＢＰＤの人の精神科診療

ここでＢＰＤの精神科診療の現状をお示ししたいと思います。この治療は、患者さんへの療養指導や心理的サポート、家族への介入（かかわり方の助言など）、薬物療法などの様々な方法を組み合わせて行われるのが一般的です。さらにデイケアや就労支援プログラムや若者サポートステーション、作業所などの地域の社会資源も利用されることがあります。この治療では、その問題の多くが日常の生活場面にかかわるものであるだけに、診察での治療者とのかかわりや薬物療法以外の、家族の働きかけや社会の中での対人関係なども、改善に役立つと考えられます。それゆえ、そこでは、家族などの関係者や関連施設のスタッフとの協力・連携が重視されるべきです。

薬物療法などの医学的治療も重要です。ＢＰＤの薬物療法は、気分状態の調整や衝動的行動のコントロールのために世界的に広く行われています。しかし一般に効果がはっきりせず、切れ味が悪いことが多いのが実情です。また、ＢＰＤとしばしば合併している精神障害の治療も重要なポイントです。咲さんも複数の診断を受けていましたが、BPDには、その重要な臨床的特徴の一つとして、うつ病や双極症、心的外傷後ストレス症（PTSD）や不安症、物質使用症といった広い範囲の精神障害の合併が多く認められるという性質があります。むしろ合併精神障害の方に有効な治療手段があり、その治療がBPD治療の導入の足掛かりになるということも稀ではありません。その精神障害の治療が奏功して、患者さんにゆとりができて、BPD症状の改善にしっかり取り組むことができるようになったというケースが多くあります。

このようにBPD治療では、有効と考えられる手立てを最大限に活用しようとすることが行われます。しかし、精神科医や他の治療スタッフがこのような治療のすべてに習熟していることは期待しがたいことです。それゆえ、この治療では、多職種のスタッフが集まって治療チームとしてかかわることが有用だと考えられます。しかし実際には、いつでもそのようなチームを組織できるとは限りません。最近では、多職種治療チームを組織するなどして、BPDの治療ニードに応えられる治療施設が少しずつ増えているように感じられるのですが、その数はまだ限られているのが実情です。

ＢＰＤの人はその後どうなるか？

次にＢＰＤの人々がどうなってゆくのかについての精神医学の研究知見を見てゆくことにしましょう。従来から患者さんが長期経過の中で、ゆっくりとではありますが、ＢＰＤ症状が改善してゆくことが報告されてきました。それはおそらく人生経験の蓄積によってＢＰＤ症状が和らげられるからだと思われます。最近の米国における入院患者さんの予後調査では、16年の経過の中でＢＰＤと診断されなくなるのが99％、安定してアルバイトをしたり、学校に通えたりするまでに回復するのが60％であると報告されています。入院を必要とするまでの重症度であった患者さんがこのように回復する可能性があることが示されたのは、喜ばしいことではありますが、回復した人でも大多数が抑うつや不安症状に悩まされ続けていることや、一度回復しても約40％の人が再発して元の状態に戻ることも報告されていますので、一度良くなったからといっても油断してはなりません。

ＢＰＤ当事者の人生とライフステージ

私は、これまでの臨床経験の中でＢＰＤ当事者の方々がそれぞれのライフステージや周囲の状況に対応して自分自身をアップグレードさせることを見てきました。彼らは、親に対する姿勢、社会とのかかわり方、異性関係といった重要なテーマについて大きく変身を遂げてきているのです。彼らがそれまでの信念や姿勢を変えるのには、相当の勇気が必要だったと思います。私はその決断力にしばしば畏敬の念を抱きました。

実は、偉大な業績を残した著名人の中にかつてＢＰＤの状態にあったと考えられる人は少なくないのです。彼らは、いざとなると人並外れたパワーを発揮します。咲セリさんの他のＢＰＤ当事者の力になろうとする活動や著作の執筆に注ぐ情熱に私はそれを感じます。

精神医学の提示できる対策はＢＰＤの問題を解決する決め手にはなりません。精神科診療においてＢＰＤ患者の人生に口出しをすることは僭越に過ぎることです。むしろ、ＢＰＤ当事者が苦境の中でどのように自分の人生を組み立てていくかを教えていただくというのが精神科医療スタッフの基本的姿勢だと思います。

しかし同時に私は、精神科医療がＢＰＤの問題に決して無力ではないとも考えています。そこでは、それぞれの状況に応じて患者さんの人生の歩みを支えるという役割を果たすことができるはずです。様々な精神医学の研究と診療の実践は、そのためにこそ積み重ねられてきたのです。私は、患者さんを支える診療の中で、それらの成果を最大限利用するべきだと考えています。

この咲セリさんと咲生和臣さんの著作には、二人の人生の姿が書き留められています。時には壮絶なやりとりが交わされてきましたし、安心感を覚えるほっとすることのできるやりとりも重ねられてきました。二人のそれまで経験してきたこと、それまでに培ってきた生きる術（すべ）がすべて一日一日を切り抜けるために活かされてきたと思います。それは、他の誰にも成しえないこのカップルの共同事業だといえるでしょう。

このような二人の創作は、ＢＰＤをはじめとするこころの病を抱える当事者、パートナー、家族、そして精神科医療スタッフにＢＰＤの実態を示し、それに適切に取り組むための大きな力となるでしょう。私は、このような著作が生み出されたことが、私たちの社会にとって特別に意味のあることだと考えます。

謝　辞

　本著の作成にあたり，あたたかい解説をお書きくださった林直樹先生に深く感謝します。

　イラストレーターの MARU さんには，愛らしいイラストをお描きいただきました。

　加えて，共に本著を作り上げてくださった，編集者の丸山碧さんに，心からの感謝を。

　最後に，手に取ってくださったあなたに，「ありがとうございます」を届けたいと思います。

《著者紹介》

咲 セリ（さき　せり）

1979年生まれ。生きづらさを抱えながら生きていたところを，不治の病を抱える猫と出会い，「命は生きているだけで愛おしい」というメッセージを受け取る。

以来，NHK 福祉番組に出演したり，全国で講演活動をしたり，生きづらさと猫の本を出版する。

主な著書に，「死にたいままで生きています。」（ポプラ社），精神科医・岡田尊司氏との共著「絆の病 境界性パーソナリティ障害の克服」（ポプラ社），「それでも人を信じた猫 黒猫みつきの180日」（KADOKAWA），などがある。

咲生和臣（さきゅう　かずとみ）

1974年生まれ。双極性障害，境界性パーソナリティ障害，不安障害など，様々な精神疾患を抱える妻・咲セリのパートナーとして，25年の歳月をその傍らで共に歩む（2021年現在）。

妻と共に手探りで得た経験と，先人より得た知識を糧に，今尚道半ばの身ではありつつも，同じように苦しむ当事者の方々や，当事者を支える周囲の方々と同じ視点に立ちつつ，家族会などを中心に講演活動を行う。

日本心理学会認定心理士。

「死にたい」の根っこには自己否定感がありました。
――妻と夫，この世界を生きてゆく――

2021年６月30日　初版第１刷発行　〈検印省略〉

定価はカバーに
表示しています

著　者　咲　セリ
　　　　咲生和臣

発行者　杉田啓三

印刷者　坂本喜杏

発行所　株式会社　ミネルヴァ書房

607-8494　京都市山科区日ノ岡堤谷町１
電話代表　(075)581-5191
振替口座　01020-0-8076

冨山房インターナショナル・新生製本

ISBN 978-4-623-09155-3

Printed in Japan